中华贴敷大全

高金柱◎编著

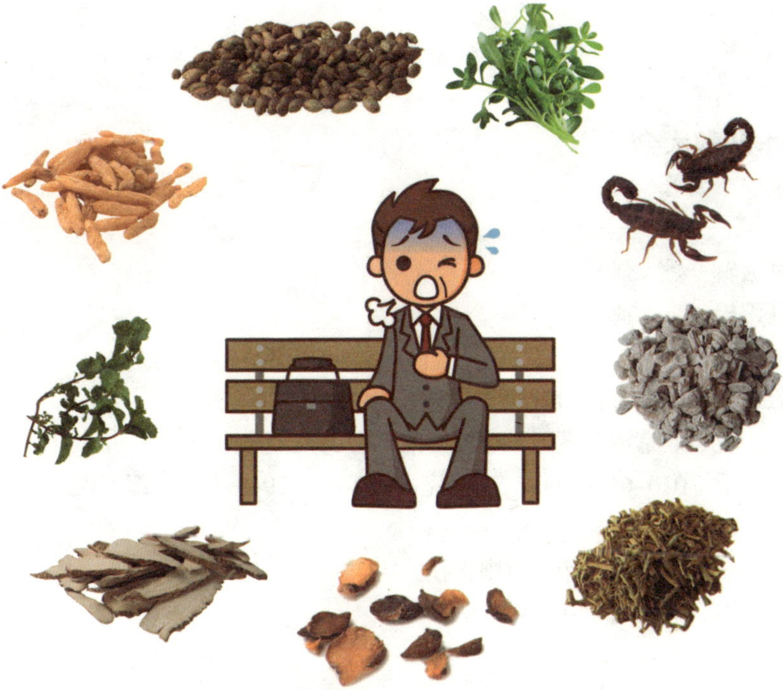

中医古籍出版社
Publishing House of Ancient Chinese Medical Books

图书在版编目（CIP）数据

中华贴敷大全 / 高金柱编著. -- 北京 : 中医古籍出版社，2025. 3. -- ISBN 978-7-5152-2993-5

Ⅰ. R244.9

中国国家版本馆 CIP 数据核字第 2025QV7486 号

中华贴敷大全

高金柱　编著

策划编辑　姚　强

责任编辑　吴　迪

封面设计　王　佳

出版发行　中医古籍出版社

社　　址　北京市东城区东直门内南小街 16 号（100700）

电　　话　010-64089446（总编室）010-64002949（发行部）

网　　址　www.zhongyiguji.com.cn

印　　刷　北京一鑫印务有限责任公司

开　　本　640mm × 910mm　1/16

印　　张　10

字　　数　159 千字

版　　次　2025 年 3 月第 1 版　2025 年 3 月第 1 次印刷

书　　号　ISBN 978-7-5152-2993-5

定　　价　69.00 元

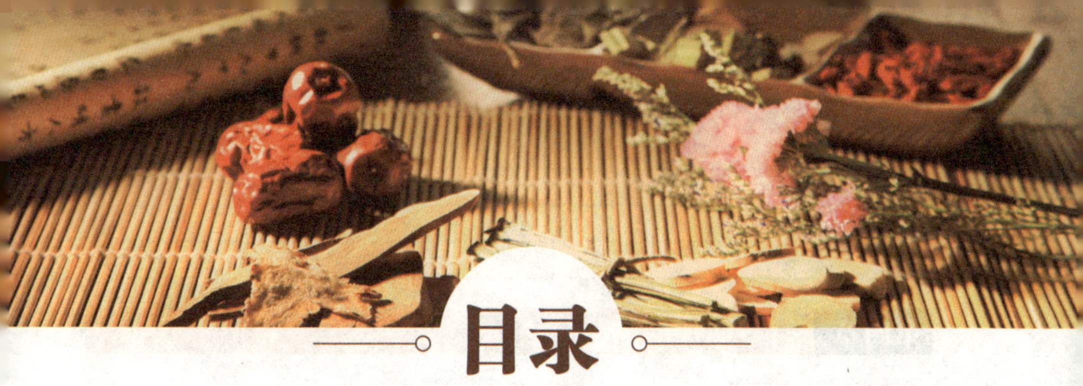

目录

第一章 了解贴敷疗法的常识

第二章 内科病症的贴敷疗法

第三章 外科病症的贴敷疗法

第四章 妇科病症的贴敷疗法

第五章 儿科病症的贴敷疗法

第六章 皮肤科病症的贴敷疗法

第七章 五官科病症的贴敷疗法

第一章

了解贴敷疗法的常识

贴敷疗法的简介

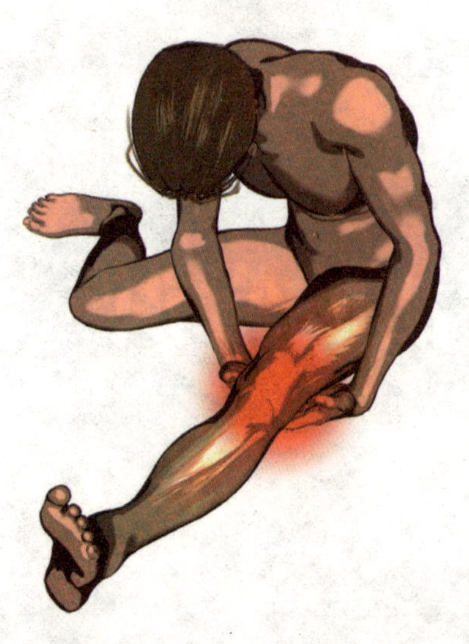

贴敷疗法也称作外敷疗法，是一种常用的外治方法。贴敷疗法以中医学为理论基础，根据不同的病症，选择相应的药物，制成膏、丹、丸、散、糊、锭等制剂，敷于相应的体表部位或者穴位上，通过药物的经皮吸收或对体表部位及穴位的刺激，来调节人体气血津液、经络脏腑等的功能，达到防病治病的目的。贴敷疗法能使药力直接作用于患处，用以治疗局部病症，还能使药力由表及里，或者通过穴位循经络作用于全身。贴敷疗法不只可以治疗局部病变，还能治疗全身性疾病。贴敷疗法在我国拥有悠久的历史，相关的中医典籍里也有记载。近几年来，贴敷疗法得到了发展，被越来越多的人熟知和应用。

贴敷疗法的适应症广、应用广泛、疗效显著、安全防病，身体虚弱者，常选用益气活血、疏肝养肺、补肾健脾、温经通络的药物，贴敷在关元、气海、背俞、足三里等具有强壮作用的穴位，达到增强人体正气，提高抗病能力，预防疾病的目的。

本法还可以用于保健调理慢性疾病方面，可广泛应用在内、外、妇、儿、五官、皮肤、骨伤、神经及精神等各科临床疾病的保健治疗中，尤其对于呼吸系统、消化系统、泌尿系统、内分泌系统、心血管系统、风湿性疾病等几大类疾病的效果较好。

贴敷疗法的特点

贴敷疗法以中医的基础理论为指导，中医的整体观念和辩证论治为前提，建立在病因病机、四诊八纲、脏腑经络等原则的基础上，和内治法的理论是相同的，都是根据疾病的在表在里、在脏在腑、虚实寒热、标本缓急的不同，采用不同的方法。不过，两者的给药途径不同。贴敷疗法用药不经过脾胃，对脏腑的损伤十分微弱，对老弱病残及不能纳药的患者极为适宜。

本法几千年来一直在民间广泛流传，受到了人民群众的喜爱。它能治疗全身一百多种病症，具有简、便、廉、验、捷等特点，不但能治疗一些常见病和多发病，还对一些疑难杂病和危重病症有着其他常规疗法不可比拟的疗效。

贴敷疗法是一种传统的医疗方法，它之所以在民间流传千年，是因为其内在的实用价值。如果深入研究此法，探讨贴敷疗法的作用机理，将有利于挖掘中医传统疗法的精华，使之更好地为现代临床医疗服务。

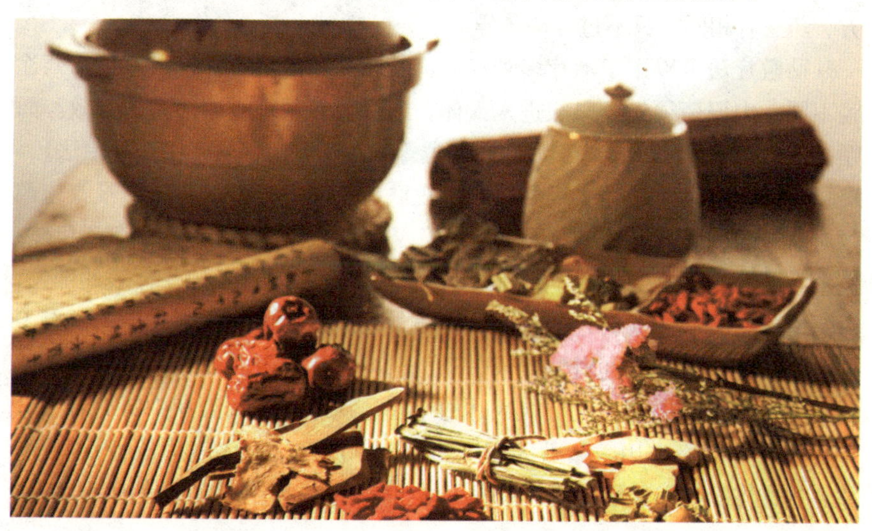

贴敷疗法的原理和作用

中医学认为，人体是以五脏为中心，通过经络系统，把五脏、六腑、五官九窍、四肢百骸等全身组织联系成有机的整体，并通过精、气、血、津液的作用，来完成机体的功能活动。人体在结构上是一个不可分割的整体，在功能上是相互协调、相互为用的，并且和外界自然环境关系密切。自然环境影响着人体变化，人体适应不断改变的自然环境，二者协调平和，机体功能旺盛，生命力强。这种机体自身整体性和内外环境的统一性，不仅体现在人体生理、病理的相互联系上，也体现在根据其内在联系而指导疾病的治疗上，治法上的内病外治，即是此理。贴敷疗法即是在中医学整体观念及辨证论治的指导下，通过使用外界刺激以治疗机体内部病变的方法。

贴敷疗法与中医其他疗法相同，都是以中医整体观念和辨证论治为前提的，古代外治法专家吴师机说："外治之理，即内治之理，外治之药，亦即内治之药，所异者法耳。"这句话的意思为，内治法和外治法中的理、方、药三者相同，只不过方法各异而已。

贴敷疗法可以用于治疗多种疾病，其原理和内服一样，只不过给药途径不同。内服药须先经口服进入人体，通过消化系统、循环系统起效。而贴敷疗法是将中药制剂施于皮肤、穴位等的治疗方法，属于中药外治法。

贴敷疗法发生功效多因药物贴于皮肤后，通过药物的渗透、吸收或药物对俞穴的刺激、对局部发生直接作用或通过经络的传导，达到刺激机体、调整系统功能的效果。在经络理论中，皮部是经脉功能反映于体表的部位，也是络脉之气散布的所在，居于人体最外层，是机体的保卫屏障，具有卫外、安内的功效，起到对外接收信息，对内传达命令的作用，是机体的感受器和效应器。因此，皮部在人体的生理、病理表现和治疗中，有着十分重要的通信联络作用。贴敷即借助药物贴于皮部，对体表形成特定刺激，并通过透皮吸收和经络刺激，激发人体正气，并调整体内紊乱的生理功能，使各部位之间的功能协调一致，增强人体抗病能力，起到祛除邪气，疏通经络的作用，以达到扶正祛邪、治愈疾病的目的。

贴敷疗法对机体产生的作用，大致可归纳为止痛、增强机体防御免疫功能和对生理功能进行重新调整等。贴敷疗法的作用机制与经络息息相关。

经络是人体组织的重要组成部分，是人体气血运行的通道，是沟通表里、上下的一个独特系统。“经”是主干，“络”是分支。经络系统包含十二经脉和奇经八脉两类。其中十二经络分为：手、足三阳经和手、足三阴经；奇经八脉即任脉、冲脉、督脉、带脉、阴跷脉、阳跷脉、阴维脉、阳维脉。络脉有十五别络、浮络、外络。此外，还有十二经别、十二经筋、十二皮部等。它们构成了人体的经络系统，能沟通身体内外，网罗全身，维持机体内外环境的相对平衡。一旦机体遭受风、寒、暑、湿、燥、火的侵袭，或因七情、饮食、劳役的伤害，就会发生疾病。应用贴敷疗法治疗疾病，可通过药物的刺激，疏通经络，调理气血，恢复机体正常的生理功能，从而达到治病的目的。

近代科学研究证明，皮肤表面具有大量的毛孔和汗腺管口，是药物进入人体内部的一种途径。临床实验也证明，皮肤各层组织，尤其是角质层表面具有一层半渗透膜，加上机体内脏与体表又有着种种特殊的联系，所以贴敷疗法能够治疗疾病。

在贴敷疗法的基础上，衍生出的敷熨疗法，是在药物外敷的基础上再加冷熨或者热熨，从而使药物更好地作用于肌肤，使其达到祛病强身的目的。

贴敷疗法又可分为冷敷法和热敷法。冷敷法是以冰凉的物体对患处或穴位进行冷疗的方法，主要用于热毒蕴结的实证，所用药的药性多苦寒。热敷法又称热熨疗法、熨疗法、热敷贴疗法、药熨疗法等，分为干热敷和湿热敷两种。干热敷是将中草药炒热或烧热后置于布袋内，将口袋扎紧，趁热敷于患部外表，以达到治疗疾病的一种方法，一般每次敷 10 ~20 分钟，每日 2 次。湿热敷是将中草药放入锅内煮沸，取其汁，趁热将毛巾浸透后拧干，根据需要折成方形或长条形敷于患部外表，为保持温度，常用两块毛巾交替使用，一般换 3~4 块毛巾即可。

贴敷疗法的治疗原则

内科、外科、妇科、儿科、骨伤科、皮肤科的诸多疾病，敷贴疗法都适用，但必须在中医理论的指导下进行辨证施治。运用中药贴敷疗法治病，必须根据疾病的特点，进行辨证立法、选方用药。临证的时候，通过望、闻、问、切四诊，结合阴、阳、表、里、寒、热、虚、实八纲，对错综复杂的病情进行分析、归纳，确定疾病属于哪一部位、哪一经络、哪一脏腑，再进一步探明病因、病机，按轻、重、缓、急来立法选方。在选药时，还要药准量足，并选择适当的剂型和制法，以适应病情需要，这就是外治法专家吴师机所说的“外治要求其本”的道理。归纳起来，中药贴敷疗法的治疗原则如下。

● 讲究辨证论治

敷贴疗法在具体应用时，也必须进行辨证论治，才能取得比较满意的疗效。如果虚实不明、寒热不辨、表里混淆、阴阳不分地使用中药贴敷疗法，不但收不到较好的效果，而且还会延误病情，甚至导致疾病的恶化。因此，外治专家吴师机说:“外治之法，间有不效者，乃看证未明，非药之不效也。”他又说:“大凡外治用药，皆本内治之理，而其中有巧妙之处，则法为之也。”据考察，吴师机所著的《理瀹骈文》，全书始终坚持用阴阳五行、脏腑经络等理论来指导临床实践，把四诊八纲、理法方药融会贯通，使外治法更加完善，能更好地治疗各科多种疾病。

● “因人制宜”“因地制宜”“因时制宜”

中药贴敷疗法和内服药物一样，必须根据病人的性格、年龄、体质、生活习惯、地域环境和四时气候等情况的不同，而采取适宜的治疗，绝不能孤立地看待病证，机械地运用中药贴敷疗法，否则会影响疗效。因此，在治疗时“因人制宜”“因地制宜”“因时制宜”是绝不能疏忽的。

精选穴位

中药贴敷疗法在局部用药时，绝大多数时候是选取穴位施术的。在选穴时，必须遵循“欲清上焦，选中脘、肺俞、劳宫、内关；欲清中焦，宜选神阙、涌泉、中脘；欲清下焦，宜选丹田、关元要穴；欲补五脏，宜选背俞穴；欲泻五腑，亦取背俞穴；欲救阳者，宜选关元、气海穴”等原则。正如吴师机所说，“若脏腑病，则视病之所在，上贴心口，中贴脐眼，下贴丹田，或兼贴心俞与心口对，命门与脐眼对，足心与丹田应”“若病在经，循其经而取之”。由此可见，外治法若能选穴精当，疗效显著。

知标本、明缓急

疾病分标本，病情分缓急，在应用中药贴敷疗法时，必须分清标本，辨明缓急，这样治疗时才能得心应手，使疾病尽快痊愈。因此《素问·标本病传论》中说：“知标本者，万举万当，不知标本，是谓妄行。”《素问·至真要大论》中还说：“急则治其标，缓则治其本。”所以选用中药贴敷疗法时必须先知标本，然后辨明缓急来治疗。

贴敷疗法的常用赋形剂

赋形剂是一种能够帮助药物附着，促进药物渗透吸收的物质，因此，赋形剂选用适当与否，直接关系到保健治疗的效果。以下为现代贴敷疗法中的常用赋形剂：

水：可将药粉调为散剂、糊剂、饼剂等，既能使敷贴的药物保持一定的湿度，又有利于药物的附着和渗透。

盐水：味咸，性寒。能软坚散结、清热、凉血、解毒、防腐，并能矫味。

酒：味甘、辛，性大热。能活血通络、祛风散寒、行药势、矫味矫臭。可起到行气、通络、消肿、止痛等作用，可通过促进药物更好地渗透吸收以发挥作用。

醋：味酸、苦，性温。具有引药入肝、理气、止血、行水、消肿、解毒、散瘀止痛、矫味矫臭等作用。可解毒、化瘀、敛疮。

生姜汁：味辛，性温，升腾发散而走表，能发表、散寒、温中、止呕、开痰、解毒。

蒜汁：味辛，性温，能行滞气、暖脾胃、消癥积、解毒杀虫。

凡士林：呈半透明状，是配制各种软膏、眼膏的基质，还可用于皮肤保护。凡士林黏稠度适宜，穿透性较好，能促进药物的渗透，可与药粉调和为软膏外敷。

鸡蛋清：有清热解毒之效，含蛋白质和凝胶，能增强药物的黏附性，可使药物释放加快，但容易干缩和变质。

蜂蜜：味甘，性平。蜂蜜具有促进药物吸收的作用，被称为“天然吸收剂”，其不易蒸发，能使药物保持一定湿度，对皮肤无刺激性，具有缓急止痛、解毒化瘀、收敛生肌之效。

麻油或植物油：可调和敷贴药，能增强药物的黏附性，并能润肤生肌。

透皮剂：近年来新兴的一种制剂，可增加皮肤通透性，促进药物透皮吸收，增强敷贴药物的作用。目前临床常用的透皮剂为氮酮，是无色或微黄的透明油状液体。性质稳定，无毒、无味、无刺激性，且促透效率相当高，是目前理想的赋形剂之一。

贴敷疗法的常用剂型

贴敷疗法使用的制型很多，其中散剂，膏剂、糊剂最为常见。

散剂

将各种不同的药物研成粉末，根据制方规律，并按不同的作用，配伍成方，用时掺布在膏药或油膏上，或直接掺布于病变部位，谓之掺药，古称散剂，现称粉剂。掺药的种类很多，常用来治疗外科疾患，应用范围很广，不论肿疡和溃疡均可应用，其他如皮肤病、肛门病等也同样可以施用。由于疾病的性质和阶段不同，应用时应根据具体情况选择用药，可掺布于膏药上、油膏上，或直接掺布于疮面上，或黏附在纸捻上再插入疮口内，或将药粉时时扑于病变部位，以达到消肿散毒、拔脓去腐、腐蚀平胬、生肌收口、定痛止血、收涩止痒、清热解毒等目的。

掺药配制时，应研极细，研至无声为度。植物类药品，宜另研过筛；矿物类药品，宜水飞；麝香、樟脑、冰片、朱砂粉、牛黄等贵重香料药品，宜另研后下，再与其他药物和匀，制成散剂方可应用，否则用于肿疡，药性不易渗透，用于溃疡则容易引起疼痛。有香料的药粉最好以瓷瓶储藏，塞紧瓶盖，以免香气走散。近年来经过剂型的改革，可将药粉与水溶液相混合制成洗剂，或将药物浸泡于乙醇溶液中制成酊剂，便于患者应用。

膏剂

膏剂在使用上分以下 3 种类型。

1. 软膏。软膏是用适当的基质（醋、酒、凡士林、猪油、茶油、蓖麻油或蜂蜜等）与药物粉末均匀混合制成的，一种易于涂抹在皮肤、黏膜上的半固体外用制剂。软膏基质在常温下是半固体，具有一定的黏稠性，但涂抹于皮肤或黏膜后，能渐渐软化或熔化，有效成分可被缓慢吸收，从而持久发挥药效。

2. 硬膏。硬膏是中医学中传统的固体制剂。制法是将应用的药物放入麻油或其他油类内浸泡，煎熬至一定程度，去渣后加入铅丹、白蜡等收膏，再将膏药涂抹于布或纸等裱背材料，以供贴敷于皮肤的外用剂型。其在常温下呈固体状态，36~37℃时则熔化，可治疗局部或全身性疾病，并有机械性的保护作用，用法简单，携带、贮存方便。

3. 浸膏。浸膏是种半固体制剂。制作方法是将应用药物粉碎后，加入适量水，用锅煎熬浓缩制成的一种稠膏状物，用时贴敷于皮肤或穴位上。

● 糊剂

药物加工研成细末后，用酒、醋、蛋清、麻油等辅料，或用白开水冷却后，拌药末成糊状，或用新鲜药物洗净后，直接捣烂成糊状，敷于患处。

● 饼剂

将药粉制成圆饼形进行贴敷的一种剂型。其制作方法是将药物研成细末，调拌辅料做成饼，也可将药物用水直接煎烂，或将新鲜药物捣烂，调拌面粉成饼，并放入笼内蒸熟。而捣烂的新鲜药物或调拌油料类药物，可直接捏饼贴敷。

● 酊剂

将药物浸泡于 95% 的乙醇 (酒精) 或白酒中制成的一种剂型，浸泡时间一般春夏季为 3 日，秋冬季为 5~7 日，用时将浸出液涂于局部。

● 混剂

此为将新鲜的药物直接捣烂成泥，敷于局部的一种剂型。

● 锭剂

把药物研成极细粉末，加适当黏合剂制成纺锤形、圆锥形、长方形等不同形状的固体制剂。外用时可用水、醋或麻油等磨或捣碎成粉，调匀后涂布患部或穴位。这种锭型多用于慢性病，减少了配制的麻烦，便于随时应用。锭剂中的药物用量较少，因此常用于对皮肤有一定的刺激作用的药物。常用锭剂有紫金锭、万应锭、蟾酥锭等。

● 水渍剂

将应用药物加水煎熬，一般水位应高于药物 1.5 厘米。熬至原水减至 1/2 时，以纱布 2 块，浸透药液，轮换溻渍穴位，每次 2~3 小时，每日 1 次或 3 次。此法可使药气由外入内，无处不到，既可振奋气机，疏通经络，又可滋生津液，濡润器官，常见渍剂有腰痛渍等。

● 丸剂

丸剂俗称丸药，是将方药物粉碎成细粉后，将细粉或药材提取物加适宜的赋形剂，如蜂蜜、蜡、凡士林等制成的球形或类球形剂型。丸药的大小可根据患者及临床需要，灵活掌握。定型后的丸剂直接贴敷于一定部位或穴位上，然后用胶布固定。使用丸剂贴敷，要注意丸剂的大小应适合相应孔窍，不能过大或过小。

贴敷疗法的常用经络穴位

穴位是穴位贴敷疗法的治疗区域，选好、选准穴位十分关键。贴敷穴位要和其他刺灸疗法一样，根据症情予以最佳处方，还要注意穴位不可选得过多，尽量少选关节或其他活动度较大部位的穴位，以避免贴敷时脱落。另外，穴区要选准，尽量采用体表标志进行选择。在贴敷的过程中，根据穴位所在部位，可要求患者保持平卧、正坐、俯首、平肩等正确姿势，使药物能贴敷稳妥，防止药物流失。

百会		位置：后发际正中直上7寸。 简易取穴：两耳尖连线中点处即是。 主治：头痛，眩晕，中风失语，癫狂，脱肛，阴挺，不寐。
太阳		位置：眉梢与外眼角之间向后约1寸处凹陷中。 简易取穴：眉梢延长线与外眼角延长线之交点处即是。 主治：头痛，目疾，三叉神经痛，口眼歪斜。
印堂		位置：两眉头连线的中点。 简易取穴：仰卧位，两眉头连线之中点处即是。 主治：头痛，眩晕，鼻渊，小儿惊风，失眠。
牵正		位置：耳垂前0.5~1.0寸。 简易取穴：坐位或侧卧位，耳垂前一横指处即是。 主治：口眼歪斜，口舌生疮。
凤池		位置：胸锁乳突肌与斜方肌之间凹陷中，平风府穴处。 简易取穴：俯伏坐住，医者从枕骨粗隆两侧向下推按，当至枕骨下凹陷处与乳突之间时，用力按有麻胀感处即是。 主治：头痛，眩晕，目赤肿痛，鼻炎，鼻出血，耳鸣，颈项强痛，感冒，癫痫，中风，热病，疟疾，瘿气。
阳白		位置：目正视，瞳孔直上，眉上1寸。 简易取穴：眼睛平视前方，由眉毛中点直上一横指处即是。 主治：头痛，目痛，视物模糊。
听会		位置：耳屏间切迹前，下颌骨髁状突的后缘，张口有孔。 主治：耳鸣，耳聋，齿痛，口歪。

天柱		位置：后发际正中直上0.5寸，旁开约1.3寸，当斜方肌外缘凹陷中。 简易取穴：后颈部正下方凹陷处，斜方肌外侧凹处，后发际正中旁开约2厘米处左右即为此穴。 主治：头痛，项强，鼻塞，癫狂病，肩背痛，热病。
下关		位置：颧弓下缘，下颌骨髁状突之前方，切迹之间的凹陷中，合口有孔，张口即闭。 简易取穴：闭口，由耳屏向前循摸有一高骨，其下有一凹陷即是。 主治：耳聋，耳鸣，齿痛，口噤，口眼歪斜。
颊车		位置：下颌角前上方一横指凹陷中，咀嚼时咬肌隆起最高点处。 简易取穴：当上下齿咬紧时，在咬肌隆起的高点处。 主治：口歪，齿痛，颊肿，口噤不语。
地仓		位置：口角旁开0.4寸。 简易取穴：正坐位，平视，瞳孔直下垂线与口角水平线相交点即是。 主治：口歪，流涎。
四白		位置：目正视，瞳孔直下，当眶下孔凹陷中。 简易取穴：同身拇指横放在眼下，拇指掌指关节横纹垂直正对瞳孔，横纹上端在眼眶下缘中点，横纹下端即是。 主治：目赤痛痒，目翳，口眼歪斜，头痛眩晕。
巨髎		位置：目正视，瞳孔直下，平鼻翼下缘处。 简易取穴：正坐平视，由瞳孔直下垂直线与鼻翼下缘水平线的交点处即是。 主治：口眼歪斜，鼻衄，齿痛，唇颊肿。
耳门		位置：耳屏上切迹前，下颌骨髁状突后缘凹陷中。 简易取穴：耳屏上切迹前，张口用手掐切时有一凹陷，闭口时穴位关闭处即为是穴。 主治：耳鸣，耳聋，聤耳，齿痛。
膻中		位置：前正中线，平第四肋间隙。 简易取穴：两乳头之间中点。 主治：咳嗽，气喘，胸痛，心悸，乳少，呕吐，噎膈。
中脘		位置：脐上4寸 简易取穴：脐中央与胸骨体下缘两点的中点处即是。 主治：腹痛，泄泻，胃痛，呕吐，吞酸，黄疸，癫狂。

神阙		位置：脐的中间。 简易取穴：肚脐的正中处即是。 主治：虚脱，脱肛，水肿，泄泻，腹痛。
气海		位置：脐下1.5寸。 简易取穴：肚脐直下两横指（约1.5寸）处即是。 主治：腹痛，泄泻，便秘，遗尿，月经不调，经闭，虚脱，疝气，遗精。
关元		位置：脐下3寸。 简易取穴：脐中直下四横指处即是。 主治：遗尿，小便频数，尿闭，泄泻，腹痛，遗精，阳痿，疝气，月经不调，带下，不孕，虚劳羸瘦。
中极		位置：脐下4寸。 简易取穴：仰卧位，前正中线延长至下腹部之耻骨联合处，由此交点处向上一横指处即是。 主治：遗尿，小便不利，疝气，遗精，阳痿，月经不调，崩漏带下，阴挺，不孕。
天枢		位置：脐旁2寸。 简易取穴：由脐中作一条垂直于腹正中线的水平线，再由一乳头与前正中线之间的中点作一条地面的垂直线，此两线的相交点即是。 主治：腹胀肠鸣，绕脐痛，便秘，泄泻，痢疾，月经不调，痛经。
归来		位置：脐下4寸，前正中线旁开2寸。 简易取穴：中极穴旁外两横指处即是。 主治：腹痛，疝气，月经不调，白带，阴挺。
章门		位置：第十一肋端。 简易取穴：①由脐上两横指及乳房旁外两横指，各作一水平线和垂直线，两线的交点即是；②直立，上臂紧贴胸廓侧面，屈肘，手指按压同侧缺盆处，肘尖所指处即是。 主治：腹胀，泄泻，胁痛，痞块。
期门		位置：乳头直下，第六、七肋间隙。 简易取穴：乳头直下，往下数两根肋骨处(即第六、七肋间隙)即是。 主治：胸胁胀痛，腹胀，呕吐，乳痛。
天突		位置：胸骨上窝正中。 简易取穴：仰靠坐位，胸骨上端凹陷中即是。 主治：咽喉肿痛，暴喑，胸痛，咳嗽，气喘，瘿气，梅核气，噎膈。

穴位	图示	说明
大横		位置：脐旁4寸。 简易取穴：仰卧位，由乳头向下作与前正中线相平行的直线，再由脐中央作一水平线，此两线的相交点即是。 主治：腹胀痛，便秘，泄泻，痢疾。
大椎		位置：第七颈椎棘突下。 简易取穴：坐位低头，项后背部脊柱最上方突起之椎骨(其特点是该椎骨用手按住时能感到随颈部左右摇头而活动)的下缘凹陷处即是。 主治：热病，疟疾，咳嗽，气喘，骨蒸盗汗，癫痫，风疹。
命门		位置：第二腰椎棘突下。 简易取穴：直立，由肚脐中作线环绕身体一周，该线与后正中线的交点即是。 主治：阳痿，遗精，带下，月经不调，泄泻，腰脊强痛。
腰阳关		位置：第四腰椎棘突下。 简易取穴：俯卧，先摸及两胯骨最高点，平这两个最高点的脊椎即为第四腰椎，其棘下的凹陷处即是。 主治：月经不调，遗精，阳痿，腰骶痛，下肢痿痹。
大杼		位置：第一胸椎棘突下，旁开1.5寸。 简易取穴：低头，可见颈背部交界处椎骨有一高突并能随颈部左右摆动而转动者即是第七颈椎，其下为大椎穴。由大椎穴再向下推一个椎骨，该椎骨下缘旁开两横指处即是。 主治：咳嗽，发热，项强，肩背痛。
风门		位置：第二胸椎棘突下，旁开1.5寸。 简易取穴：取穴法类似大杼，由大椎穴再向下推两个椎骨为第二胸椎，该椎骨下缘旁开两横指处即是。 主治：伤风，咳嗽，发热头痛，项强，腰背痛。
肺俞		位置：第三胸椎棘突下，旁开1.5寸。 简易取穴：取穴法类似大杼，由大椎穴再向下推三个椎骨为第三胸椎，该椎骨下缘旁开两横指处即是。 主治：咳嗽，气喘，吐血，骨蒸，潮热，盗汗，鼻塞。
厥阴俞		位置：第四胸椎棘突下，旁开1.5寸。 简易取穴：取穴法类似大杼，由大椎穴再向下推四个椎骨为第四胸椎，该椎骨下缘旁开两横指处即是。 主治：咳嗽，心痛，胸闷，呕吐。
膈俞		位置：第七胸椎棘突下，旁开1.5寸。 简易取穴：正坐或俯卧位，从肩胛骨下角水平摸到第七胸椎，由其胸椎棘突下双侧各旁开两横指处即是。 主治：呕吐，呃逆，气喘，咳嗽，吐血，潮热，盗汗。

心俞		位置：第五胸椎棘突下，旁开1.5寸。 简易取穴：取穴法类似膈俞，由膈俞穴再向上推两个椎骨为第五胸椎，该椎骨棘突下双侧各旁开两横指处即是。 主治：心痛，惊悸，咳嗽，吐血，失眠，健忘，盗汗，梦遗，癫痫。
肝俞		位置：第九胸椎棘突下，旁开1.5寸。 简易取穴：取穴法类似膈俞，由膈俞穴再向下推两个椎骨为第九胸椎，该椎骨棘突下双侧各旁开两横指处即是。 主治：黄疸，胁痛，吐血，目赤，目眩，雀目，癫狂痫，脊背痛。
胆俞		位置：第十胸椎棘突下，旁开1.5寸。 简易取穴：取穴法类似膈俞，由隔俞穴再向下推三个椎骨为第十胸椎，该椎骨棘突下双侧各旁开两横指处即是。 主治：黄疸，口苦，胁痛，肋痛，肺痨，潮热。
脾俞		位置：第十胸椎棘突下，旁开1.5寸。 简易取穴：与肚脐中相对应处即为第二腰椎，由此腰椎往上摸三个椎体即为第十一胸椎，其棘突下双侧各旁开两横指处即是。 主治：腹胀，黄疸，呕吐，泄泻，痢疾，便血，水肿，背痛。
胃俞		位置：第十二胸椎棘突下，旁开1.5寸。 简易取穴：取穴法类似脾俞，与肚脐中相对应处即为第二腰椎，由此腰椎往上摸两个椎体即为第十二胸椎，棘突下双侧各旁开两横指处即是。 主治：胸胁痛，胃脘痛，呕吐，腹胀，肠鸣。
三焦俞		位置：第一腰椎棘突下，旁开1.5寸。 简易取穴：取穴法类似脾俞，与肚脐中相对应处即为第二腰椎，由此腰椎往上摸两个椎体即为第十二腰椎，棘突下双侧各旁开两横指处即是。 主治：肠鸣，腹胀，呕吐，泄泻，痢疾，水肿，腰背强痛。
肾俞		位置：第二腰椎棘突下，旁开1.5寸。 简易取穴：先取命门穴，再由命门穴双侧各旁开两横指处即是。 主治：遗尿，遗精，阴痿，月经不调，白带，耳鸣，耳聋，腰痛。
气海俞		位置：第三腰椎棘突下，旁开1.5寸。 简易取穴：取穴法类似肾俞，与肚脐中相对应处即为第二腰椎，由此腰椎往下摸一个椎体即为第三腰椎，其棘突下双侧各旁开两横指处即是。 主治：肠鸣腹胀，痔漏，痛经，腰痛。

穴位	图示	说明
大肠俞	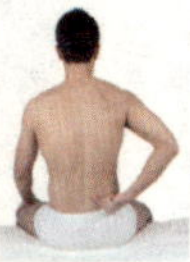	位置：第四腰椎棘突下，旁开1.5寸。 简易取穴：髂嵴最高点的连线与脊柱之交点即为第四腰椎棘突下，由此向双侧各旁开两横指处即是。 主治：腹胀，泄泻，便秘，腰痛。
关元俞	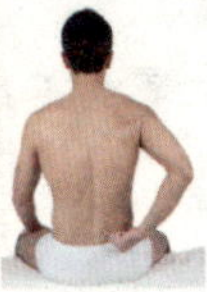	位置：第五腰椎棘突下，旁开1.5寸。 简易取穴：取穴法类似大肠俞，髂嵴最高点的连线与脊柱之交点即为第四腰椎棘突下，由此腰椎往下摸一个椎体即为第五腰椎，其棘突下双侧各旁开两横指处即是。 主治：腹胀，泄泻，小便频数或不利，遗尿，腰痛。
小肠俞	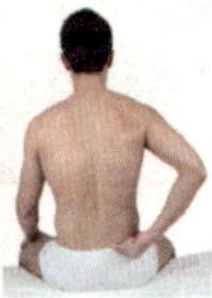	位置：第一骶椎棘突下，旁开1.5寸。 简易取穴：俯卧位，先摸骶后上棘内缘，其与背脊正中线之间为第一骶后孔，平齐该孔的椎体为第一骶椎、由此向双侧各旁开两横指处即是。 主治：腹痛，泄泻，痢疾，遗尿，尿血，痔疾，遗精，白带，腰痛。
膀胱俞	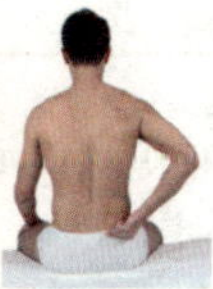	位置：第二骶椎棘突下，旁开1.5寸。 简易取穴：俯卧位，先摸骶后上棘内缘下，其与背脊正中线间为第二骶孔，平齐该孔的椎为第二骶椎，由此向双侧各旁开两横指处即是。 主治：小便不利，遗尿，泄泻，便秘，腰脊强痛。
膏肓	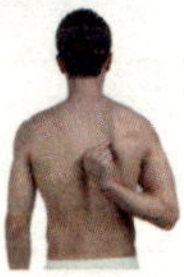	位置：第四胸椎棘突下，旁开3寸。 简易取穴：取穴法类似大杼，由大椎穴再向下推四个椎骨为第四胸椎，该椎骨下缘旁开四横指处即是。 主治：咳嗽，气喘，肺痨，健忘，遗精，完谷不化。
志室	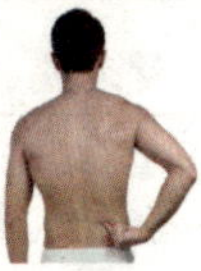	位置：第二腰椎棘突下，旁开3寸。 简易取穴：先取命门穴，再由命门穴双侧各旁开四横指处即是。 主治：遗精，阳痿，小便不利，水肿，腰脊强痛。
次髎	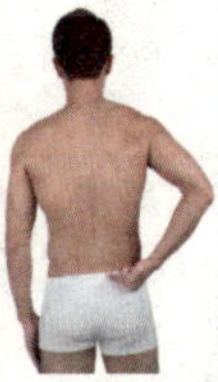	位置：第二骶后孔中，约当髂后上棘下与督脉的中点。 简易取穴：俯卧位，骨盆后面，从髂嵴最高点向内下方骶角两侧循摸一高骨突起，此处即是髂后上棘，与之平齐，骶骨正中突起处是第一骶椎棘突，髂后上棘与第二骶椎棘突之间，即第二骶后孔，亦为次髎穴。 主治：疝气，月经不调，痛经，带下，小便不利，遗精，腰痛，下肢痿痹。

穴位	图示	说明
肩中俞		位置：第七颈椎棘突下旁开2寸。 简易取穴：低头，可见颈背部交界处椎骨有一高突并能随颈部左右摆动而转动者，就是第七颈椎，其下缘为大椎穴。由大椎穴再向双侧旁开两拇指处即是。 主治：咳嗽，气喘，肩背疼痛，目视不明。
肩外俞		位置：第一胸推棘突下旁开3寸。 简易取穴：取穴法类似肩中俞，由大椎穴再向下推一个椎骨为第一胸椎， 该椎骨下缘向双侧各旁开四横指处，当肩胛骨内侧缘处即是。 主治：肩背疼痛，颈项强急。
天宗		位置：肩胛骨冈下窝的冈下肌中。 简易取穴：垂臂，由肩胛冈下缘中点至肩胛下角作连线，上1/3与下2/3处即是，用力按压时有明显酸痛感。 主治：肩胛疼痛，气喘，乳痈。
定喘		位置：大椎穴旁开0.5寸。 简易取穴：大拇指指关节横纹中点压在大椎穴上，其两侧纹头边缘所在处即是。 主治：气喘，咳嗽。
尺泽		位置：肘横纹中，肱二头肌腱桡侧缘。 简易取穴：肘部微屈，手掌向前上放，触及肘弯里大筋的桡侧，与肘横纹的交点即是。 主治：咳嗽，气喘，咯血，潮热，胸部胀满，咽喉肿痛，小儿惊风，吐泻，肘臂挛痛。
孔最		位置：尺泽穴与太渊穴连线上，腕横纹上7寸处。 简易取穴：先取掌后第一腕横纹及肘横纹之间的中点，由中点向上量一拇指(1寸)，平该点水平线，摸前臂外侧骨头的内缘(桡骨尺侧)即是。 主治：咳嗽，气喘，咯血，咽喉肿痛，肘臂挛痛，痔疾。
列缺		位置：桡骨茎突上方，腕横纹上1.5寸。 简易取穴：两手张开虎口，垂直交叉，一侧示指压在另一侧的腕后桡侧高突处，当示指尖所指处赤白肉际的凹陷即是。 主治：伤风，头痛，项强，咳嗽，气喘，咽喉肿痛，口眼歪斜，齿痛。
郄门		位置：腕横纹上5寸，掌长肌腱与桡侧腕屈肌腱之间。 简易取穴：仰掌，握拳，距掌后第一横纹一掌（横掌）处，手臂中线处。 主治：心悸，呕血，咯血，疔疮，癫痫，心痛。

间使	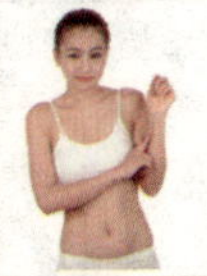	位置：腕横纹上3寸，掌长肌腱与桡侧腕屈肌腱之间。 简易取穴：仰掌微屈腕，在掌后第一横纹上四横指，当在这两条大筋处即是。 主治：心痛，心悸，胃痛，呕吐，热病，疟疾，癫狂痫。
内关	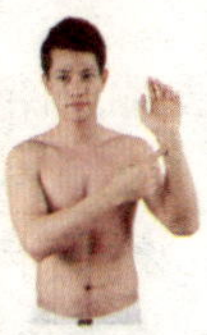	位置：腕横纹上2寸，掌长肌腱与桡侧腕屈肌腱之间。 简易取穴：仰掌，微屈腕关节，在掌后第一横纹上两拇指宽，当在这两条大筋处即是。 主治：心痛，心悸，胸闷，胃痛，呕吐，癫痫，热病，上肢痹痛，偏瘫，失眠，眩晕，偏头痛。
劳宫	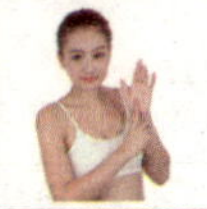	位置：第二、三掌骨之间。 简易取穴：握拳，中指尖下是穴。 主治：心痛，呕吐，癫狂痫，口疮，口臭。
神门	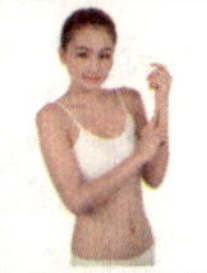	位置：腕横纹尺侧端，尺侧腕屈肌腱的桡侧凹陷中。 简易取穴：仰掌屈肘，手掌小鱼际上角有一突起圆骨，其后缘可扪及一条大筋，这一大筋桡侧缘与掌后腕横纹的交点处即是。 主治：心烦，惊悸，怔忡，健忘，失眠，癫狂痫，胸胁痛。
通里	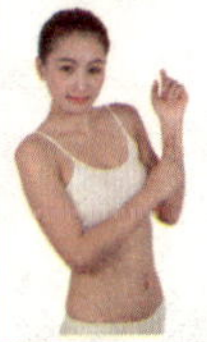	位置：腕横纹上1寸，尺侧腕屈肌腱的桡侧。 简易取穴：仰掌屈肘，手掌小鱼际上角有一突起圆骨，其后缘向上可扪及一条大筋， 沿着这一大筋桡侧缘上移一拇指处即是。 主治：心悸，怔忡，舌强不语，腕臂痛。
肩髃	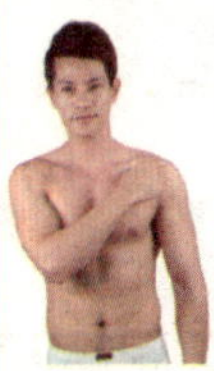	位置：肩峰端下缘，当肩峰与肱骨大结节之间，三角肌上部中央。 简易取穴：①上臂外展至水平位时，在肩部高骨(锁骨肩峰端)外，肩关节上出现两个凹陷，前面的凹陷即是；②上臂外展，屈肘，紧握拳，上肢用力令其肌肉紧张，肩关节上可见一三角形肌肉（三角肌），该肌肉的上部中央即是。 主治：肩臂挛痛不遂，瘾疹，瘰疬。
臂臑	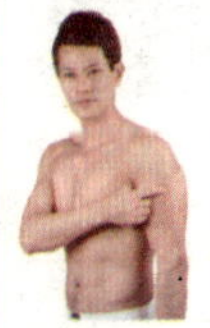	位置：在曲池穴与肩髃穴连线上，曲池穴上7寸处，当三角肌下端。 简易取穴：屈肘，紧握拳，上肢用力令其紧张，肩上三角肌下端的偏内侧处即是。 主治：肩臂痛，颈项拘挛，瘰疬，目疾。
曲池	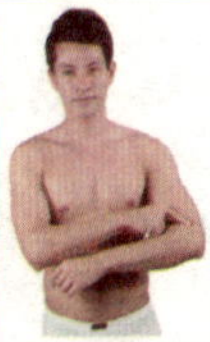	位置：屈肘，成直角，当肘横纹外端与肱骨外上髁连线的中点。 简易取穴：仰掌屈肘成45°角，肘关节桡侧，肘横纹头即是。 主治：咽喉肿痛，齿痛，目赤痛，瘰疬，瘾疹，热病，上肢不遂，手臂肿痛，腹痛吐泻，高血压，癫狂。

阳溪		位置：腕背横纹桡侧端，拇短伸肌腱与拇长伸肌腱之间的凹陷中。 简易取穴：拇指向上翘起，腕横纹前露出两条筋（即拇长伸肌腱和拇短伸肌腱），此两筋与腕骨、桡骨茎突所形成的凹陷正中即是。 主治：头痛，目赤肿痛，耳聋，耳鸣，齿痛，咽喉肿痛，手腕痛。
手三里		位置：在阳溪穴与曲池穴的连线上，曲池穴下2寸处。 简易取穴：屈肘立掌，桡侧肘横纹头（即曲池穴）往前二拇指处即是。 主治：上肢痿痹，肘痛，齿痛，颊肿。
合谷		位置：手背第一、二掌骨之间，约平第二掌骨中点处。 简易取穴：拇、示指并拢，第一、二掌骨间的肌肉隆起之顶端处即是。 主治：头痛，目赤肿痛，鼻衄，齿痛，牙关紧闭，口眼歪斜，耳聋，痄腮，咽喉肿痛，热病无汗，多汗，腹痛，便秘，经闭，滞产。
支沟		位置：腕背横纹上3寸，桡骨与尺骨之间。 简易取穴：掌背腕横纹中点上四横指，前臂桡骨、尺骨之间即是。 主治：耳鸣，耳聋，暴喑，瘰疬，胁肋痛，便秘，热病。
外关		位置：腕背横纹上2寸，桡骨与尺骨之间， 简易取穴：立掌，腕背横纹中点上两拇指，前臂桡骨、尺骨之间即是。 主治：热病，头痛，目赤肿痛，耳鸣，耳聋，瘰疬，胁肋病，上肢痹痛。
养老		位置：以掌向胸，当尺骨茎突桡侧缘凹陷中。 简易取穴：掌心先向下伏于台面，另一手示指捺在尺骨小头最高点，然后掌心对胸，另一手指随尺骨小头滑动而摸至骨边缘，其所指处即是。 主治：目视不明，肩、背、肘、臂疫痛。
后溪		位置：握掌，第五指掌关节尺侧，横纹头赤白肉际处。 简易取穴：①仰掌，握拳，第五掌指关节尺侧，有一皮肤皱襞突起，其尖端即是；②仰掌半握拳，手掌第二横纹尺侧端即是。 主治：头项强痛，目赤，耳聋，咽喉肿痛，腰背痛，癫痫，疟疾，手指及肘臂挛痛。

髀关		位置：髂前上棘与髌骨外缘连线上，平臀沟处。 简易取穴：仰卧伸直下肢，髂前上棘与髌骨外侧缘的连线，跟腹股沟相交处定为一点，由此点直下两横指处即是。 主治：腰痛膝冷，痿痹，腹痛。
伏兔		位置：在髂前上棘与髌骨外缘连线上，髌骨外上缘上6寸。 简易取穴：正坐屈膝成直角，以手掌后第一横纹中点按在髌骨上缘中点，手指并拢压在大腿上，当中指尖端所到达处即是。 主治：腰痛膝冷，下肢麻痹，疝气，脚气。
梁丘		位置：在髂前上棘与髌骨外缘连线上，髌骨外上缘2寸。 简易取穴：当下肢用力蹬直时，髌骨外上缘上方可见一凹陷（股外直肌与股直肌之间结合部），该凹陷正中即是。 主治：膝肿痛，下肢不遂，胃痛，乳痛，血尿。
犊鼻		位置：髌骨下缘，髌韧带外侧凹陷中。 简易取穴：屈膝时，在髌骨下缘的髌韧带（即髌骨与胫骨之间的大筋）两侧可见有凹陷，其外侧凹陷正中即是。 主治：膝痛，下肢麻痹，屈伸不利，脚气。
足三里		位置：犊鼻穴下3寸，胫骨前嵴外一横指处。 简易取穴：站位，用同侧手掌张开虎口，围住髌骨上外缘，四指直指向下，中指尖所指处即是。 主治：胃痛，呕吐，噎膈，腹胀，泄泻，痢疾，便秘，乳痈，肠痈，下肢痹痛，水肿，癫狂，脚气，虚劳羸瘦。
上巨虚		位置：足三里穴下3寸。 简易取穴：外膝眼（犊鼻穴）向下直量四横指处，当胫、腓骨之间即是。 主治：肠鸣，腹痛，泄泻，便秘，肠痈，下肢接痹，脚气。
条口		位置：上巨虚穴下2寸。 简易取穴：按上法先取上巨虚穴，再由该穴直向下二拇指处即是。 主治：脘腹疼痛，下肢痿痹，转筋，跗肿，肩臂痛。
下巨虚		位置：上巨虚穴下3寸。 简易取穴：按上法先取上巨虚穴，再由该穴直向下四横指处即是。 主治：小腹痛，泄泻，痢疾，乳痈，下肢痿痹，腰脊痛引睾丸。

丰隆	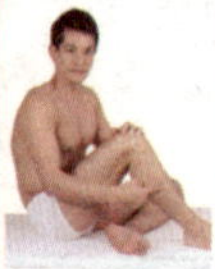	位置：在小腿前外侧，当外踝高点上8寸，条口穴外1寸。 简易取穴：正坐屈膝或仰卧位，在条口外侧一横指处取穴，约当犊鼻与解溪（足背与小腿交界处的横纹中央凹陷中，当长伸肌腱与趾长伸肌腱之间）的中点处。 主治：头痛，眩晕，痰多咳嗽，呕吐，便秘，水肿，癫狂痫，下肢痿痹。
解溪	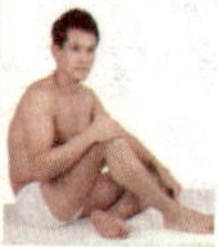	位置：足背踝关节横纹的中央，长伸肌腱与趾长伸肌腱之间。 简易取穴：平卧足背屈，踝关节前横纹中两条大筋(趾长伸肌腱与长伸肌腱)之间的凹陷处，与第二足趾正对处即是。 主治：头痛，眩晕，癫狂，腹胀，便秘，下肢痿痹。
环跳	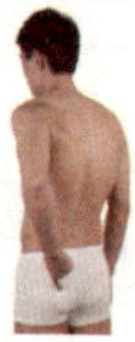	位置：股骨大转子高点与骶管裂孔连线的外1/3与内2/3交界处。 简易取穴：侧卧位，下面的腿伸直，以拇指指关节横纹按在股骨大转子头上，当拇指尖所指处即是，按之有酸痛感。 主治：下肢痿痹，腰痛。
风市	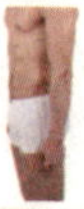	位置：大腿外侧正中，腘横纹水平线上7寸。 简易取穴：患者以手贴于腿外，中指尖下是穴。 主治：下肢痿痹，遍身瘙痒，脚气。
膝阳关	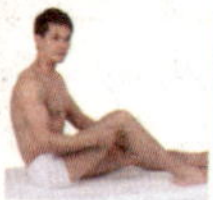	位置：阳陵泉穴上3寸，股骨外上髁上方的凹陷中。 简易取穴：屈膝时，膝盖外侧有一个凹陷点，即为此穴。 主治：膝腘肿痛挛急，小腿麻木。
阳陵泉	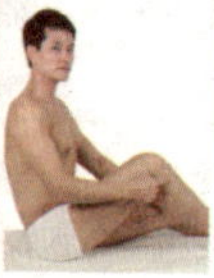	位置：腓骨小头前下方凹陷中。 简易取穴：坐位，屈膝成90°，膝关节外下方，腓骨小头前缘与下缘交叉处有一凹陷即是。 主治：胁痛，口苦，呕吐，下肢痿痹，脚气，黄疸，小儿惊风。
悬钟	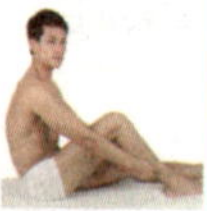	位置：外踝高点上3寸，腓骨后缘。 简易取穴：由外踝尖直向上量四横指，当腓骨后缘处即是。 主治：项强，胸胁胀痛，下肢痿痹，咽喉肿痛，脚气，痔疮。
丘墟	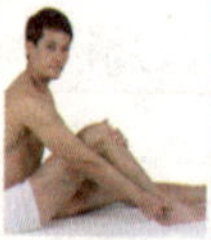	位置：外踝前下方、趾长伸肌腱外侧凹陷中。 简易取穴：坐位，经外踝的内侧缘作一条地面的垂直线，其下缘亦作一条地面的平行线，此两条直线的相交点即是。 主治：胸胁胀痛，下肢痿痹，疟疾。
承扶	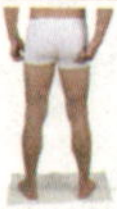	位置：臀横纹中央。 简易取穴：大腿上部后侧，臀部下缘的横纹中点。 主治：腰骶臀股部疼痛，痔疾。

穴位	图	说明
殷门		位置：承扶穴与委中穴连线上，承扶穴下6寸。 简易取穴：取臀横纹中点及腘横纹中点之连线的中点，由此往上一拇指处即是。 主治：股痛，下肢痿痹。
委中		位置：腘横纹中央。 简易取穴：俯卧位，微屈膝，腘窝横纹的中点，两筋之间即是。 主治：腰痛，下肢痿痹，腹满，吐泻，小便不利，遗尿，丹毒。
承山		位置：腓肠肌两肌腹之间凹陷的顶端。 简易取穴：①腘横纹中央至外踝尖平齐处连线的中点即是；②直立，足尖着地，足跟用力上提，小腿后正中，肌肉紧张而出现“人”字尖下凹陷处即是。 主治：痔疾，脚气，便秘，腰腿拘急疼痛。
昆仑		位置：外踝高点与跟腱之间凹陷中。 简易取穴：外踝尖水平线与跟腱外侧的交点，对外踝尖与该交点间的中点即是。 主治：头痛，项强，目眩，鼻衄，癫痫，难产，腰骶疼痛，脚跟肿痛。
血海		位置：髌骨内上缘上2寸。 简易取穴：屈膝，以左手掌心按于右膝髌上缘，二至五指向上伸直，拇指约呈45度斜置，拇指尖下是穴。 主治：月经不调，崩漏，经闭，瘾疹，湿疹，丹毒。
阴陵泉		位置：胫骨内侧髁下缘凹陷中。 简易取穴：患者取坐位，用拇指沿小腿内侧骨内缘（即胫骨内侧）由下往上推，至拇指抵膝关节下时，胫骨向内上弯曲之凹陷即是。 主治：腹胀，泄泻，水肿，黄疸，小便不利或失禁，膝痛。
地机		位置：阴陵泉穴下3寸。 简易取穴：胫骨后缘，阴陵泉穴下四横指处即是。 主治：腹痛，泄泻，小便不利，水肿，月经不调，痛经，遗精。
三阴交		位置：内踝高点上3寸，胫骨内侧面后缘。 简易取穴：以手四指并拢，小指下边缘紧靠内踝尖上，示指上缘所在水平线与胫骨后缘的交点即是。 主治：肠鸣腹胀，泄泻，月经不调，带下，阴挺，不孕，滞产，遗精，遗尿，下肢痿痹，脚气。

穴位	图示	说明
公孙		位置：第一跖骨基底部的前下缘，赤白肉际处。 简易取穴：脚拇趾后大约2寸左右处，沿脚掌骨按压、感到酸胀或酸痛处即是。 主治：胃痛，呕吐，腹痛，泄泻，痢疾。
太溪		位置：内踝高点与跟腱之间凹陷中。 简易取穴：足内踝尖与跟腱边缘的连线中点（即太溪穴），由该点直上两拇指处即是。 主治：月经不调，遗精，阳痿，小便频数，便秘，消渴，咯血，气喘，咽喉肿痛，齿痛，失眠，腰痛，耳聋，耳鸣。
复溜		位置：太溪穴直上2寸。 简易取穴：足内踝尖与跟腱边缘的连线中点(即太溪穴)，由该点直上两拇指处即是。 主治：水肿，腹胀，泄泻，盗汗，热病汗不出，下肢接痹。
照海		位置：内踝下缘凹陷中。 简易取穴：坐位，由内踝尖往下推，至其下缘凹陷处即是。 主治：月经不调，带下，阴挺，小便频数，癃闭，便秘，咽喉肿痛，癫痫，失眠。
涌泉		位置：足底(去趾)前1/3处，足趾跖屈时呈凹陷。 简易取穴：仰卧位，五个足趾屈曲，当足底掌心前面（约足底中线前1/3处）正中之凹陷处即是。 主治：头痛，头晕，失眠，目眩，咽喉肿痛，失音，便秘，小便不利，小儿惊风，癫狂，昏厥。
太冲		位置：足背，第一、二跖骨结合部之前凹陷中。 简易取穴：足背，由第一、二趾间缝纹头向足背上推，至其两骨联合前缘凹陷中(约缝纹头上二横指）处即是。 主治：头痛，眩晕，目赤肿痛，口歪，胁痛，遗尿，疝气，崩漏，月经不调，癫痫，呕逆，小儿惊风，下肢痿痹。
胆囊		位置：阳陵泉穴下1 ~2寸处。 简易取穴：屈膝成直角，腓骨小头前下方凹陷（阳陵泉穴）往下一横指处即是。 主治：急、慢性胆囊炎，胆石症，胆道蛔虫症，下肢痿痹。
阑尾		位置：足三里穴下约2寸处。 简易取穴：屈膝成直角，依上法取足三里穴，由此往下推一至二个横指范围内之敏感点即是。 主治：急、慢性阑尾炎，消化不良，下肢瘫痪。

贴敷疗法的操作方法

● 敷法

这种贴敷疗法较为常用。将生药剂或糊剂，直接敷在穴位上，其范围可略大于穴区，上以塑料薄膜盖之，并以纱布、医用胶布固定。每次敷药的时间宜据具体病症、所用药物而定，一般来说，在所敷药物干燥后予以换敷为佳。

● 贴法

此法指用胶布型膏药直接贴压于穴区，包括将丸剂用胶布粘贴于所选处。此法操作简便，患者可自行操作。贴法保持时间较长，可 2~ 4 天换贴 1 次。

● 填法

这种疗法仅用于神阙穴时，将药膏或药粉填于神阙穴，填药量宜据病症、年龄及药物而定，填药时间隔日或隔 2 日 1 次。

● 覆法

本法指用较多量药物的生药剂、糊剂或药饼，覆盖于病灶（包括体表病灶反应区）之上，加盖塑料薄膜，用纱布、胶布固定。覆法用药部位较大，多用于阿是穴。

● 涂法

涂法又叫作擦法，将药汁、药膏、药糊等涂擦于穴区，也包括用毛笔或棉签浸湿后略蘸药粉涂敷于穴区。此法用药量少，适于小儿，或用于对皮肤有一定刺激性的药物敷涂。

滴法

本法指将药汁根据病情需要温热或置凉后，一滴滴徐徐滴入穴区，以达到治疗目的。此法多用于神阙穴。

叩法

本法指以特制的药棒，蘸药汁点叩穴区，可反复施行，具有敷贴药物和机械刺激的双重治疗作用。

离子透入法

此法在敷贴药物的同时加上治疗仪电极上的垫子，通以直流电，使药物离子透入体内，加强敷贴的治疗作用。

熨敷法

本法有两法，一为将治疗药物切粗末炒热布包，趁热外敷穴位；二为在敷贴的同时，予以加热。此法可将药物作用和温热作用结合在一起。

掺法

此法指将药物研细，取少量掺在膏药(一般指硬膏药或膏药胶布)上，再敷贴穴位的一种方法。

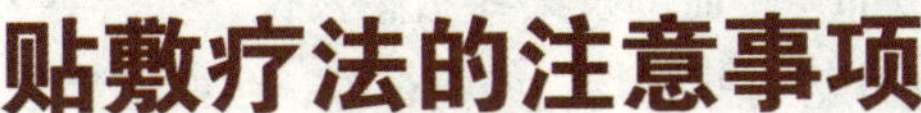

贴敷疗法的注意事项

● 掌握好病人的姿势

贴药时，要掌握好病人的姿势。根据患病部位或穴位所在的位置，分别采取平卧（侧卧、俯卧、仰卧）、正坐、俯首、平肩等姿势，使药物能服贴稳当，以防药物流失或灸熨烧灼。

● 常规消毒

贴药部位要按常规消毒。因皮肤受药物刺激会产生水疱和破损，容易发生感染，通常用 75% 酒精棉球做局部消毒。

● 药物固定

贴药后要外加固定，以防药物脱落。通常选用的固定物为医用胶布或不含药物的清膏。若是贴在头面部的药物，外加固定特别重要，要防止药物掉入眼内，避免发生意外。

● 贴敷时间

贴药时应严格掌握贴敷时间。每个或每组穴位，不宜连续贴敷过久，要交替使用，以免药物刺激太久造成皮肤溃疡，影响继续治疗。

● 贴敷位置

头面部、关节、心脏及大血管附近，不宜用刺激性太强的药物进行发疱，以免发疱遗留瘢痕，影响美容或活动功能。

特殊事项

（1）孕妇的腹部、腰骶部及某些敏感穴位，如合谷、三阴交穴等处不宜采用贴药发疱治疗。有些药物，如麝香等，孕妇应禁用，以免引起流产。

（2）小儿的皮肤嫩薄，不宜用刺激性太强的药物，贴药时间也不宜太长，一般只能贴 1~2 小时或 1 小时以内，以免引起不良反应。此外，还要注意做好护理，勿令抓破和擦拭。

（3）在穴位贴饼剂或贴药后加灸加熨，要掌握好适当温度，以免烫伤。灸后的艾炷要及时熄灭，以防复燃，引起火灾事故。

（4）对久病体弱消瘦以及有严重心脏病、肝脏病等的患者，使用药量不宜过大，贴敷时间不宜过久，以免患者发生呕吐、眩晕等症。

（5）使用膏剂贴敷时，应注意膏的软硬度，必须及时更换，以防药膏干燥，导致皮肤裂伤，引起疼痛或溃烂。

（6）在冷天和严寒情况下，用药贴敷穴位时，要注意保暖，防止受寒。在夏季用药贴敷穴位时，胶布固定后，为防止因汗液浸润而致滑脱，宜用绷带固定。

（7）有皮肤过敏或皮肤破损者，不宜用此法。

（8）由于某些中药成分有毒，炮制或使用不当，可能会引起不良反应。因此在使用贴敷疗法前，要向专业的医师咨询；如出现不良反应，也应立即停药并及时就诊。

（9）所选穴位应少而精，一般每次不超过 4 个。

（10）贴敷时尽量远离黏膜，以免刺激黏膜引起疼痛或水肿。

（11）过敏性皮肤病患者禁止应用。

（12）有出血倾向者禁止应用。

（13）孕妇不能应用行气活血的药物，以免发生流产。

第二章

内科病症的贴敷疗法

感冒

概述

感冒，中医称“伤风”，是一种由多种病毒引起的呼吸道常见病。中医将感冒分为风寒感冒、风热感冒、暑湿感冒和时行感冒等四种类型。

病因

感冒主要的致病病毒为冠状病毒和鼻病毒。当人们因受凉、过度疲劳、营养不良等引起机体抵抗力下降时，就易诱发冠状病毒和鼻病毒的感染。

临床症状

风寒感冒：患者有畏寒、发热、鼻塞、流清涕、咳嗽、头痛、无汗、喜热饮、小便清长、舌苔薄白等症状。

风热感冒：患者有发热较轻、不恶寒、头痛较轻、有汗、鼻塞流涕、咳嗽、伴咽喉痛、口干喜冷饮、小便黄、大便秘结、舌质红、舌苔薄黄等症状。

暑湿感冒：此类型感冒多发生在夏季，患者表现为畏寒、发热、口淡无味、头痛、头胀、腹痛、腹泻、呕吐等症状。

流感：时行感冒与风热感冒的症状相似，患者畏寒、高热、头痛剧烈、全身酸痛、鼻塞流涕等。

治疗原则：治疗风寒感冒宜发散风寒、辛温解表；治疗风热感冒宜清热利咽、辛凉解表；暑湿感冒常发生在夏季，治疗宜祛湿和中、解暑；对于时行感冒，治疗应以抗流感病毒、增强患者免疫力为主。

● 贴敷处方

处方1

组成：胡椒、丁香各7粒，葱白适量。

用法：前2味研末，入葱白混捣如膏状，取适量敷于大椎穴（第7颈椎棘突下凹陷中），胶布固定；另取药膏涂于双劳宫穴（握拳时，中指尖所指的掌心处），合掌放于两大腿内侧，夹定，屈膝侧卧，盖被取汗，早晚各1次，每次45~60分钟，连用2~3日或病愈为止。

适应症：风寒型感冒。

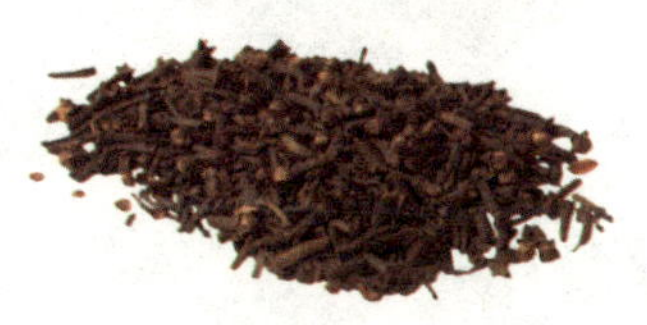

丁香

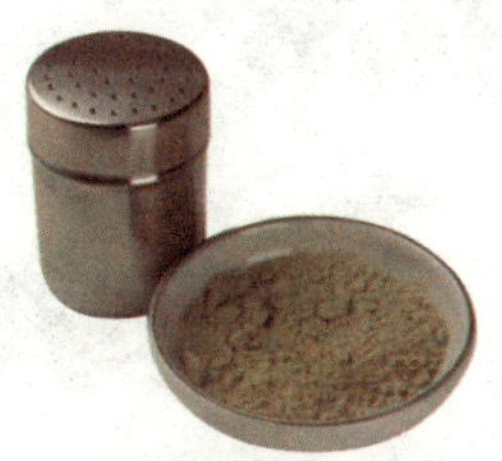

胡椒粉

处方2

组成：白芥子100克，鸡蛋清适量。

用法：将白芥子粉碎为末过筛，鸡蛋清和药末混合调成糊状，贴敷于神阙穴、大椎穴、涌泉穴，盖以纱布，胶布固定。盖被取微汗即愈。

适应症：风寒型感冒。

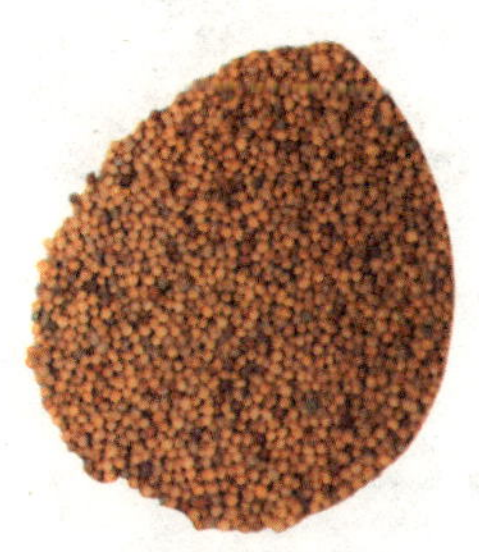

白芥子

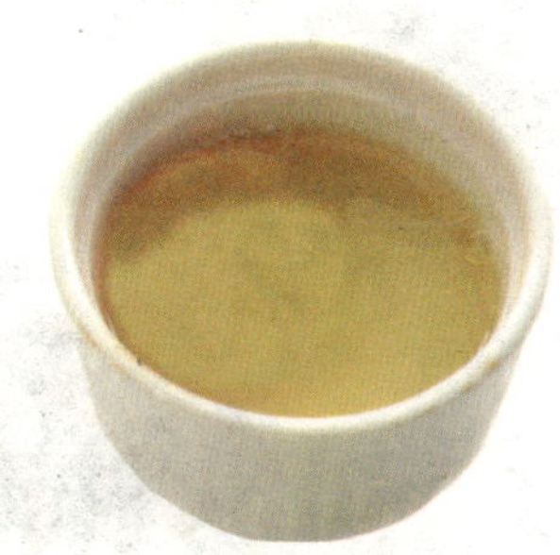

鸡蛋蛋清

处方3

组成： 羌活 10 克，苍术、白矾各 6 克。

用法： 将羌活、苍术、白矾三味药研末，取药末适量外敷肚脐部，纱布覆盖，胶布固定。每次 4~6 小时，每日 2 次，连贴 3~4 天。

适应症： 风寒型感冒。

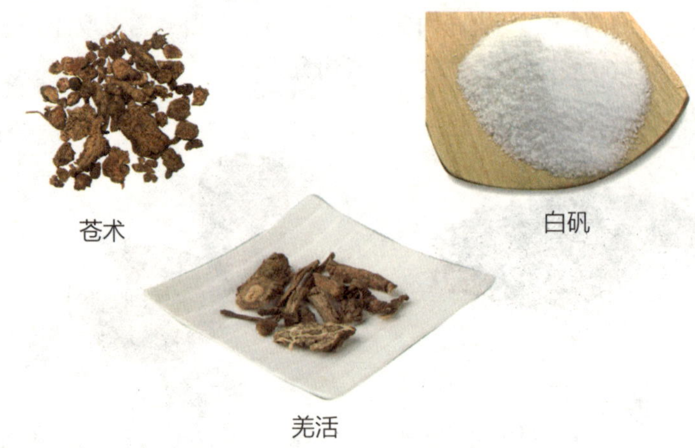
苍术　白矾　羌活

处方4

组成： 生石膏 60 克，白芷、薄荷各 10 克，栀子 15 克。

用法： 将生石膏、白芷、薄荷、栀子共研为细末，用浓茶汁调匀放手帕中包敷在前额，以带束之，每日换 1 次药。

适应症： 风热型感冒。

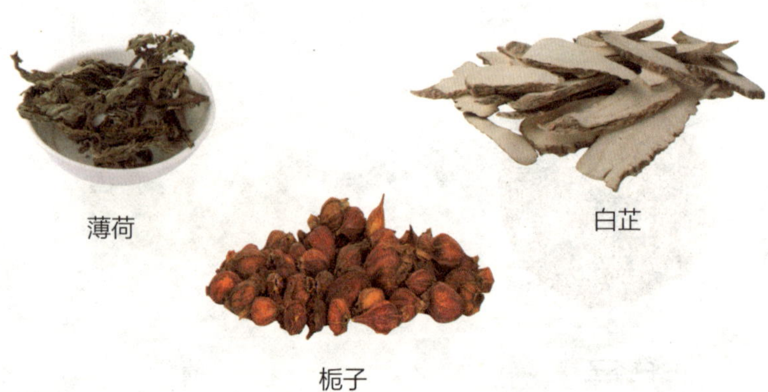
薄荷　白芷　栀子

咳嗽

概述

咳嗽是肺系疾病的一种症状，它是人体在清除呼吸道内的分泌物或异物时的保护性呼吸反射动作，通过咳嗽产生呼气性冲击动作，将呼吸道内的异物或分泌物排出体外。

病因

中医认为，咳嗽的病因无外乎两种，一是外感六淫之邪；二是脏腑之病气。两种均可引起肺气不清失于宣肃，迫气上逆而作咳。

临床症状

风寒咳嗽：发热头痛，鼻塞流清涕，咳嗽频作，痰白稀薄，舌苔薄白，无汗恶寒，脉象浮紧。

风热咳嗽：咳嗽不爽，痰黄黏稠，不易咯出，口渴咽痛，鼻塞流脓涕，伴有发热，头痛，微微汗出，舌苔薄黄，脉浮数，指纹浮紧。

风燥咳嗽：干咳，无痰或少痰，不易咯出，喉痒，咽干痛，口鼻干燥，微恶风寒，身热，鼻塞，舌苔薄白或薄黄，脉浮数。

肺热咳嗽：咳嗽痰多，黏稠难咯，发热口渴，面赤唇红，目赤口苦，甚者鼻、舌红少津，苔黄，脉象滑数，指纹沉紫，小便短赤，大便干燥，烦躁不宁。

阴虚燥咳：干咳无痰，或痰少而黏，不易咯出，口渴咽干，喉痒声嘶，手足心热，咳痰带血。

痰湿咳嗽：咳嗽痰壅，色白而稀，胸闷纳呆，舌质淡红，苔白腻，脉滑，指纹色红。

肺虚久咳：咳咯无力，痰白清稀，面色恍白，气短懒言，语声低微，喜温畏寒，体虚多汗，舌质淡嫩，脉细少力，指纹淡红。

贴敷处方

处方1

组成：鱼腥草 15 克，青黛、蛤壳各 10 克，葱白 3 根，冰片 0.3 克。

用法：将鱼腥草、青黛、蛤壳研成粉末状，再将葱白、冰片、药末一起捣烂成糊状后放在一旁备用，之后用酒精涂擦脐部消毒，取药糊敷脐。每日换 1 次药，直到痊愈后停药，10 次为 1 个疗程。

适应症：风热咳嗽，久咳。

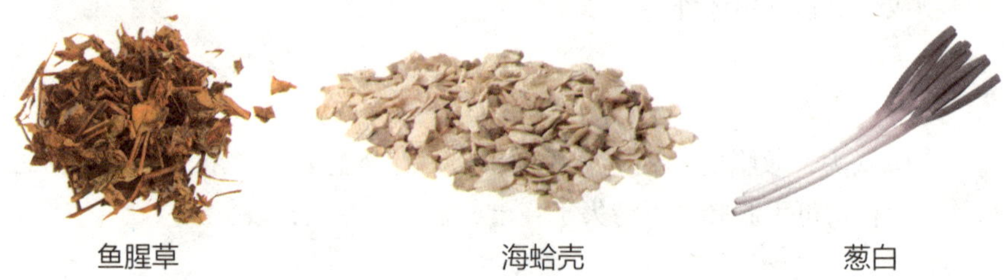

鱼腥草　　海蛤壳　　葱白

处方2

组成：吴茱萸、丁香各 15 克，肉桂 30 克，冰片 1 克。

用法：将上述药物研制成细末，装进有色瓶内密封备用。北方的患者在白露前后，南方患者在寒露之前，取适量药粉填在脐中，以脐满为度，外用胶布封贴。2~3 日换 1 次药，每 10 次为 1 个疗程。每个疗程需间隔 5~7 日，连贴 4~6 个疗程，直到次年春暖花开。

适应症：肺胃虚寒所致痰湿咳嗽。

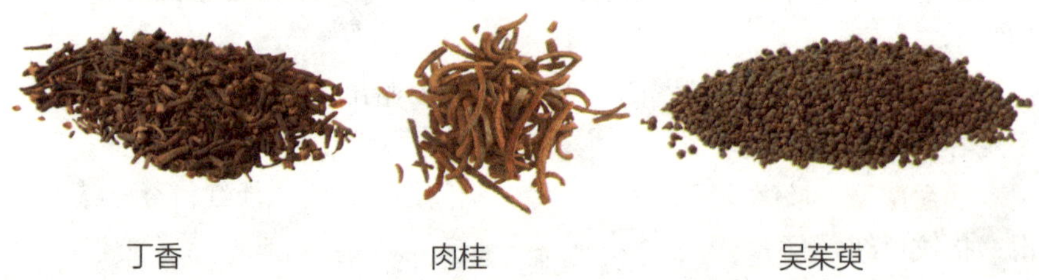

丁香　　肉桂　　吴茱萸

处方3

组成： 附子片、肉桂、干姜各 20 克，山柰 10 克。

用法： 将以上药物共研成细末，备用。先用拇指按摩双侧肺俞穴半分钟左右，使局部皮肤发红，再取适量药粉放在这个穴位上用胶布固定，隔日换药 1 次。

适应症： 急、慢性咳嗽。

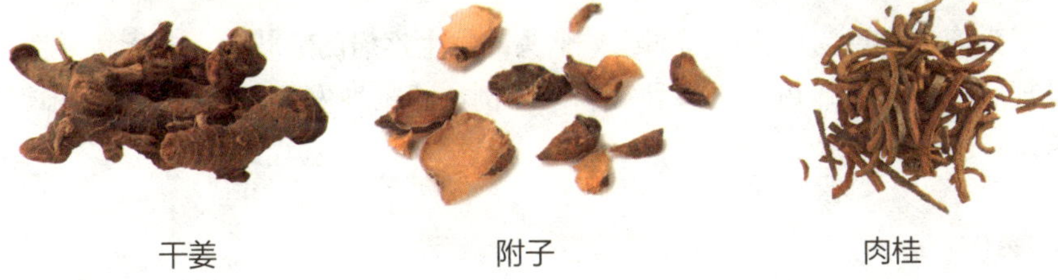

干姜　　附子　　肉桂

处方4

组成： 生地黄、百合、麦冬、五味子各 10 克，人参 6 克。

用法： 将上述药物共研为细末，放入瓶中贮藏备用。用时取适量，以凉开水调成糊状，贴敷在脐孔上，外以纱布覆盖，胶布固定。每日换药 1 次，直到病愈为止。

适应症： 干咳无痰、少痰。

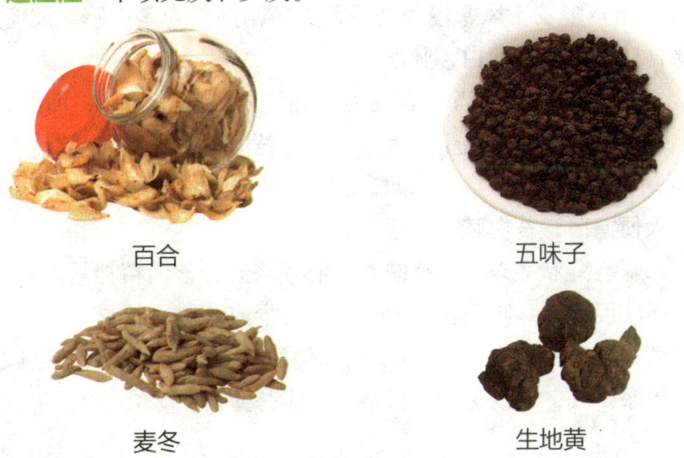

百合　　五味子

麦冬　　生地黄

头痛

概述

头痛多表现为以头的局部或整个头部发生疼痛的症状，大多无特异性，且预后良好。头痛可见于多种疾病中，例如感染性发热，颅内疾病，神经官能症，偏头痛等。

病因

头痛可分为外感与内伤两类。外感以风邪为主，挟寒、挟热、挟湿，其证属实。内伤头痛有虚有实，肾虚、气虚、血虚头痛属虚；肝阳、痰浊、瘀血头痛属实，或虚实兼挟。外感头痛，因感受外邪引起，以风寒、风热、湿邪三种为常见。内伤头痛是由脏腑气血失调所致，多见于急、慢性疾病的发作过程中，较为复杂。

临床症状

风寒型头痛：多发于风寒侵袭之后，头痛剧烈，为紧束感，或痛连项背，恶风寒，口不渴，苔薄白，脉浮或紧。

风热型头痛：症状严重者，表现为头痛剧烈，痛胀如裂，面红目赤，恶风发热，口渴欲饮，尿黄便干，舌边尖红，苔薄黄，脉浮数。

风湿型头痛：多表现为头痛如裹，肢体困重，脘闷纳呆，不思饮食，小便不利，大便溏薄，苔白腻，脉濡。

肝阳型头痛：症状表现为头痛眩晕，心烦易怒，常因精神紧张而诱发，睡眠不安，面红面赤，耳鸣便秘，舌质红，苔少或薄黄，脉弦有力。

气虚型头痛：此证表现为头痛绵绵，时发时止，遇劳加剧，倦怠乏力，时有眩晕，畏寒少气，口淡乏味，胃纳不佳。苔薄白，脉大无力。

血虚型头痛： 头昏眼花，头痛绵绵，午后较甚，神疲乏力，心悸易惊，面色少华，舌淡，脉细弱。

● 贴敷处方

处方1

组成： 大黄、朴硝各等分。

用法： 将上述药共研为细末，取药末 10~20 克，用清水调和并捏成饼状，贴双侧太阳穴，外面用纱布盖上，胶布固定。每日换 1 次药。

适应症： 风热型头痛。

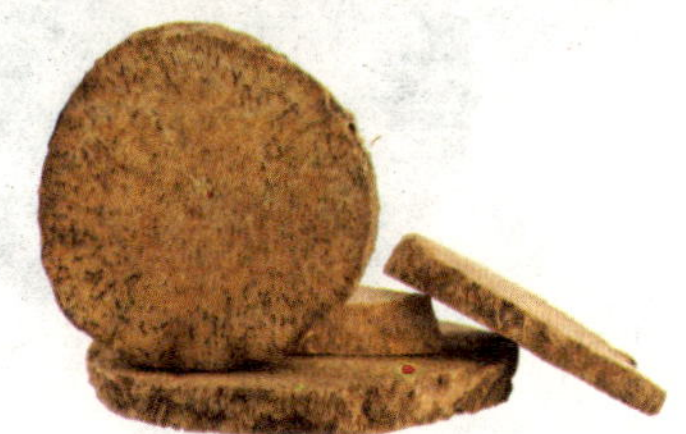

大黄

处方2

组成： 蓖麻子仁、乳香各 10 克。

用法： 将蓖麻子仁、乳香捣烂制成饼状。贴敷在太阳穴双侧，每日 1 次，一般用药 20 分钟即可显效。

适应症： 偏侧头胀痛者，头额部疼痛。

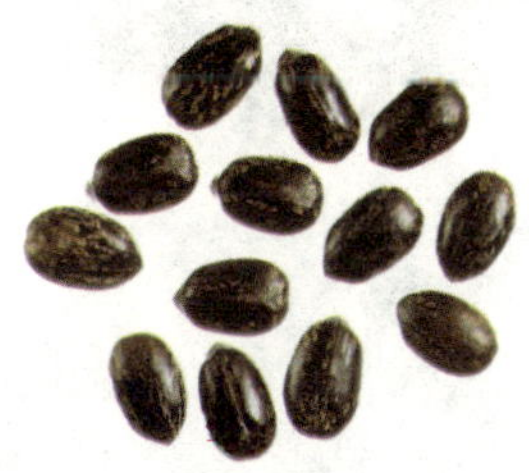

蓖麻子

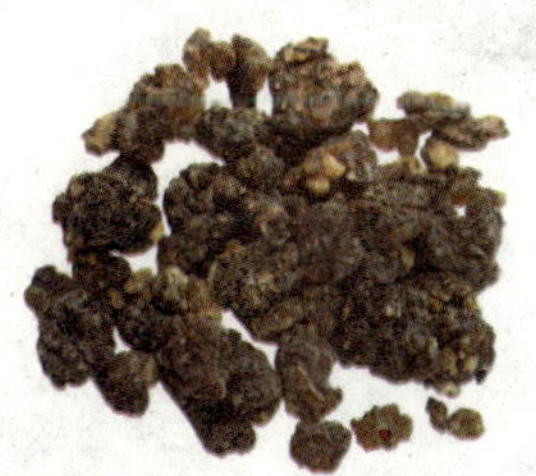

乳香

处方3

组成： 吴茱萸 10 克，食醋 10 毫升。

用法： 吴茱萸研成末状，用食醋调成糊状，贴于足心涌泉穴处。每日换药 1 次，7 日为 1 个疗程。一般而言，贴敷 2~3 个疗程即可痊愈好转。

适应症： 肝阳头痛。

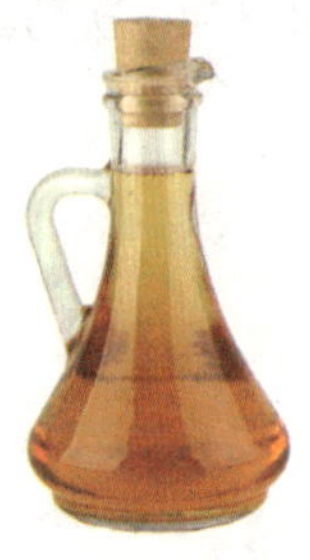

食醋

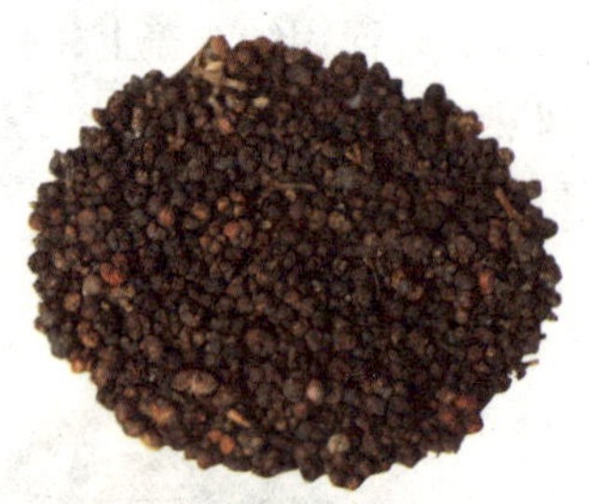

吴茱萸

处方4

组成： 当归 12 克，香附、川芎各 6 克，食盐 20 克。

用法： 将上述药共研为粗末，炒热，外敷在头痛部位即可。

适应症： 头部冷痛怕风者。

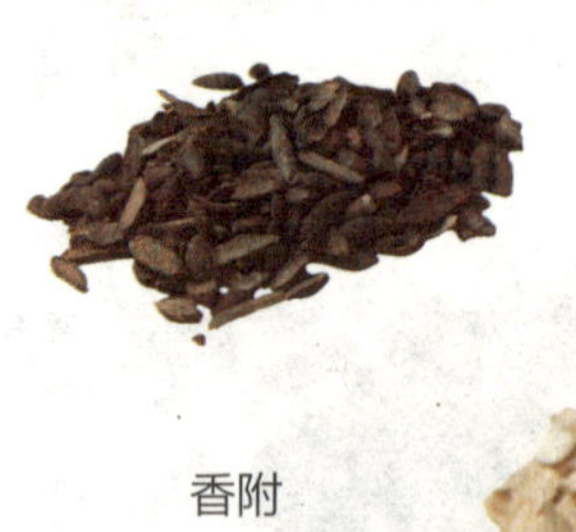

香附

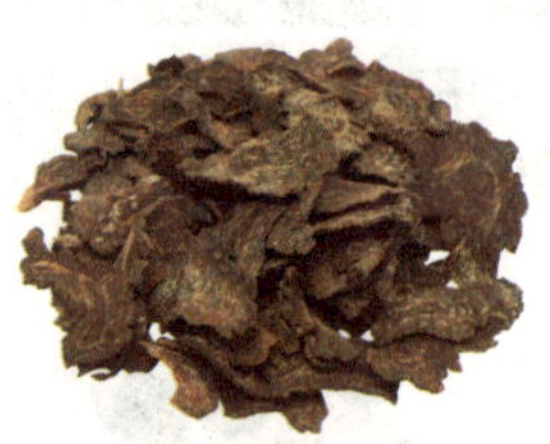

川芎

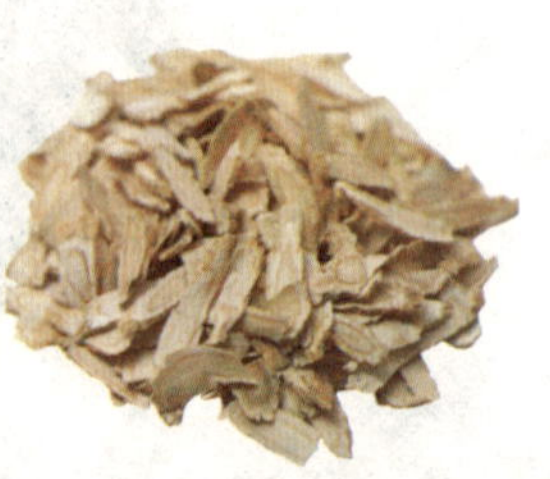

当归

哮喘

概述

哮喘是一种慢性支气管疾病，患者的气管因为发炎而肿胀，呼吸管道变得狭窄，因而导致呼吸困难。分为内源性哮喘和外源性哮喘两类。

病因

猫狗的皮垢、霉菌等过敏源的侵入、微生物感染、过度疲劳、情绪波动大、气候寒冷导致呼吸道感染、天气骤变或气压降低等都可能引发哮喘。对于因呼吸道感染引起气管狭窄所致的哮喘，治疗的首要任务是松弛气管平滑肌。对于因花粉、动物毛发、刺激性气味等因素引起气管过敏所导致的哮喘，治疗以抗过敏为主。哮喘病是一种慢性消耗性疾病，久之会导致肺气、肾气虚弱。因此，对于虚喘患者，治疗应以补肾敛肺、纳气定喘为主。发病期要补充蛋白质、维生素和矿物质，以增强患者体质和抗病能力。

临床症状

外源性哮喘：外源性哮喘是患者对致敏原产生过敏的反应，致敏原包括尘埃、花粉、动物毛发、衣物纤维等。患者常有发作先兆，如发作前先出现鼻痒、咽痒、流泪、喷嚏、干咳等，发作期出现喘息、胸闷、气短、平卧困难等症状。

内源性哮喘：患者一般先有呼吸道感染，出现咳嗽、吐痰、低热等症状，后逐渐出现喘息、胸闷、气短症状。多数病程较长，缓解较慢。

贴敷处方

处方1

组成：炙白芥子、元胡各 21 克，细辛、甘遂各 12 克。

用法：将上述药共研为细末，装入塑料袋备用。每用时取 1/3 药末，加生姜汁调成糊状，分别摊在 6 块直径约为 5 厘米的塑料布或者油纸上，贴敷在心俞、肺俞、膈俞等穴位处，胶布固定，一般贴 4~6 小时。夏季入伏 10 天贴 1 次，即初伏、二伏、三伏各贴 1 次，共贴 3 次，一般连贴 3 年。

适应症：哮喘发作期、缓解期均可使用。

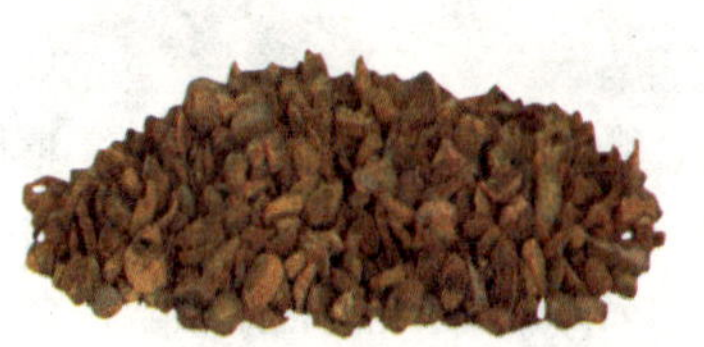
延胡索（元胡）

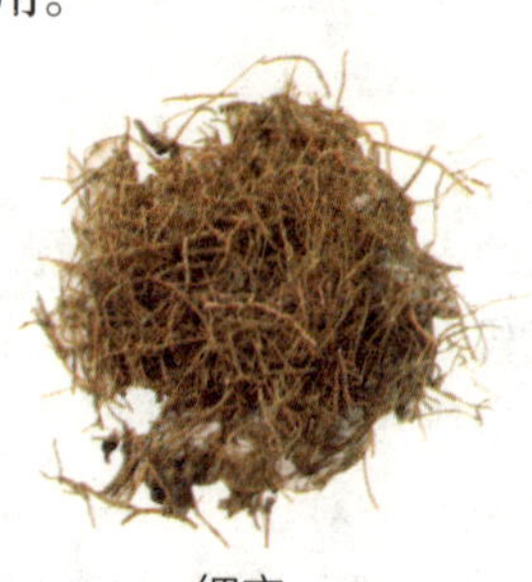
细辛

处方2

组成：肉桂、公丁香、麻黄各 12 克。

用法：上述药混合共碾成细末，装瓶备用。用药时取适量药末，以水调成膏，敷在神阙穴上，以纱布覆盖，胶布固定。每日换 1 次药，10 次为 1 个疗程。

适应症：慢性支气管哮喘。

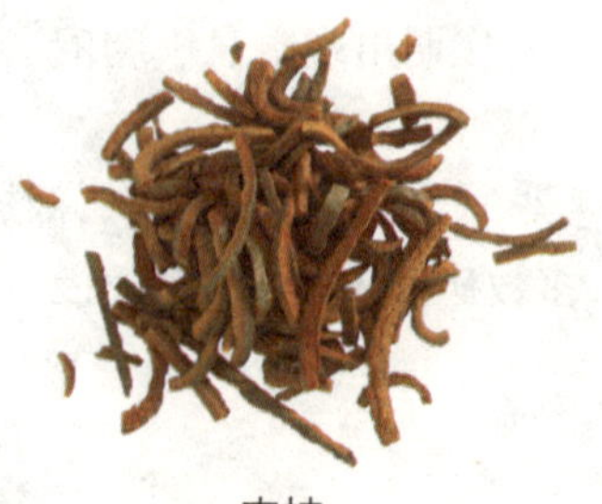
肉桂

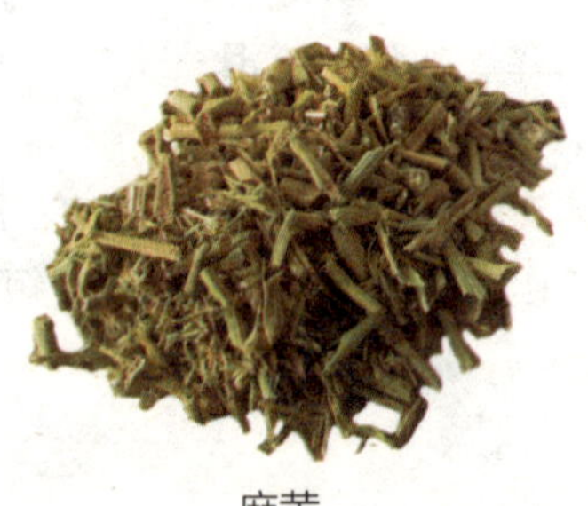
麻黄

处方3

组成： 鲜姜汁60克，南瓜5个，麦芽1500克。

用法： 南瓜去籽，切块后放入锅中加水煮烂如粥，用纱布绞汁，将汁煮剩一半，加入姜汁、麦芽，以文火熬成膏，每晚服用150克，严重患者可早晚服用。

适应症： 哮喘。

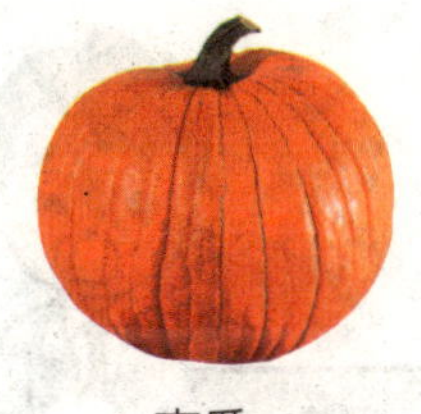

南瓜

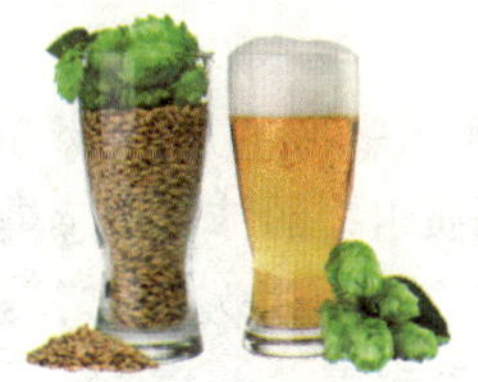

麦芽

处方4

组成： 杏仁6克，栀子18克，桃仁60克，糯米5克，胡椒3克。

用法： 上述药共研成细末，以鸡蛋清调成软面团，分为4等份，分别贴敷在双侧涌泉穴及其足背相对应的位置，12小时取下，隔12小时可做第2次治疗。贴敷的时候宜用新鲜菜叶或塑料薄膜外包，防止药团干燥。

适应症： 适用于哮喘。一般用药5天后见效，10天后病情基本得到控制。

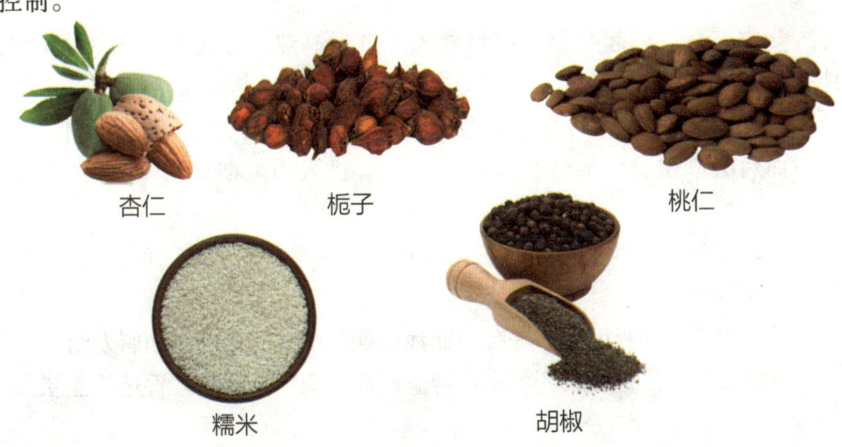

杏仁　栀子　桃仁

糯米　胡椒

肺炎

概述

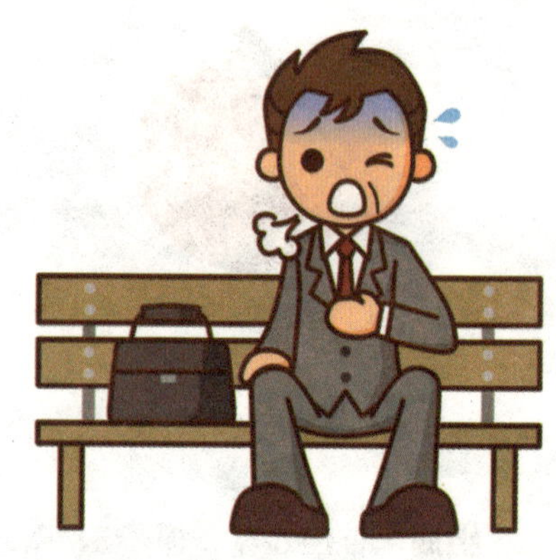

肺炎又名肺闭喘咳和肺风痰喘，是指肺泡腔和间质组织的肺实质感染，通常发病急、变化快、并发症多，是内科、儿科的常见病之一。

病因

接触到顽固性病菌或病毒；身体抵抗力弱，如长期吸烟；上呼吸道感染时没有正确处理；心肺有其他病变，如癌症、气管扩张、肺尘埃沉着病等。肺炎多因感染葡萄球菌或肺炎球菌所引起，因此治疗此病的首要任务是对抗葡萄球菌、抑制肺炎球菌。

临床症状

寒战、高热：起病急，突然寒战，继发高热，体温可高达39~40℃，伴有头痛、全身肌肉酸痛，食量减少。

咳嗽、咯血：初期为刺激性干咳，继而咳出白色黏液痰或带血丝痰，而后会咳出黏液血性痰或铁锈色痰，进入消散期痰量增多，痰黄而稀薄。

胸痛：常有剧烈针刺样胸痛，随咳嗽或深呼吸而加剧，可放射至肩或腹部。

呼吸困难：呼吸困难、呼吸快而浅，病情严重时会出现面唇发绀。

其他症状：严重感染者可出现神志模糊、烦躁、嗜睡、昏迷等症状。

贴敷处方

处方1

组成：白芥子 30 克，面粉 10 克。

用法：白芥子炒黄炒香后，研制成细末，加入面粉用温开水调成糊状。将药糊敷在双侧肺俞穴、阿是穴，以纱布覆盖，胶布固定。一般敷药 1~2 小时，或等到局部发红，或有灼烧感时除药。每日用药 1~2 次，连用 3~5 天为 1 个疗程。

适应症：各种肺炎。

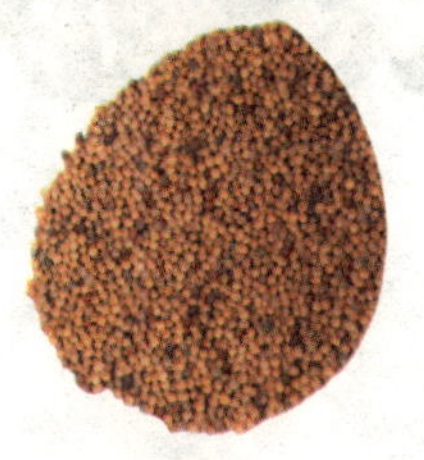
白芥子

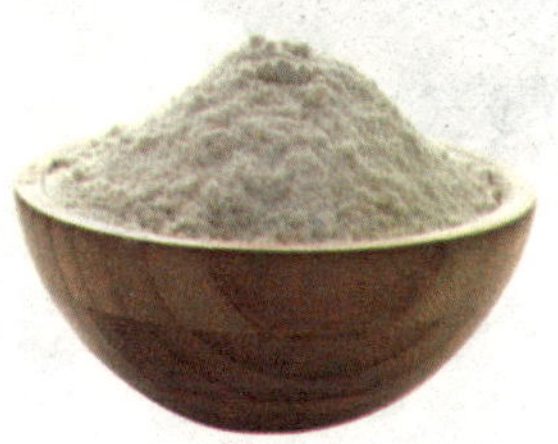
面粉

处方2

组成：山栀子 25 克，桃仁 6 克，明矾 3 克，米醋适量。

用法：山栀子、桃仁、明矾共研为粉末，加米醋调成糊状，摊在纱布上，然后贴在胸部。每天换 1 次药，连用 7~10 天为 1 疗程。

适应症：各种肺炎。

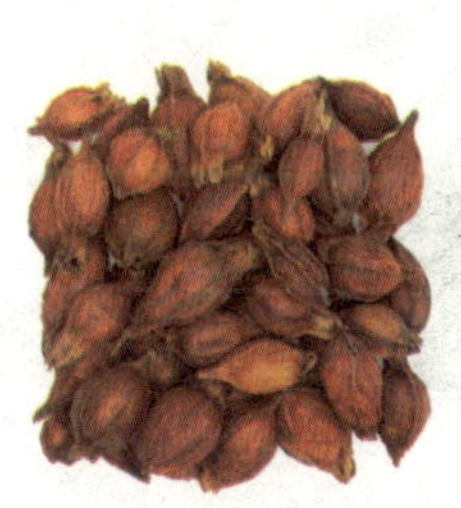
山栀子

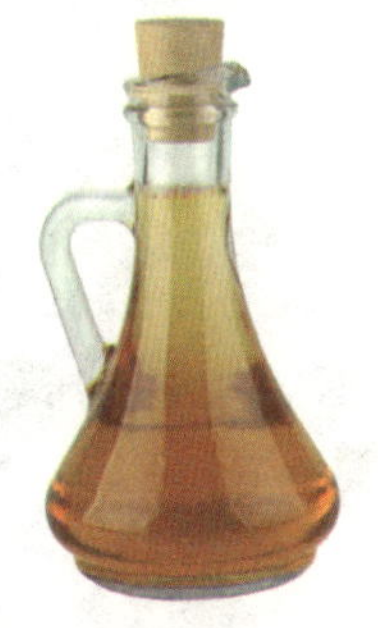
米醋

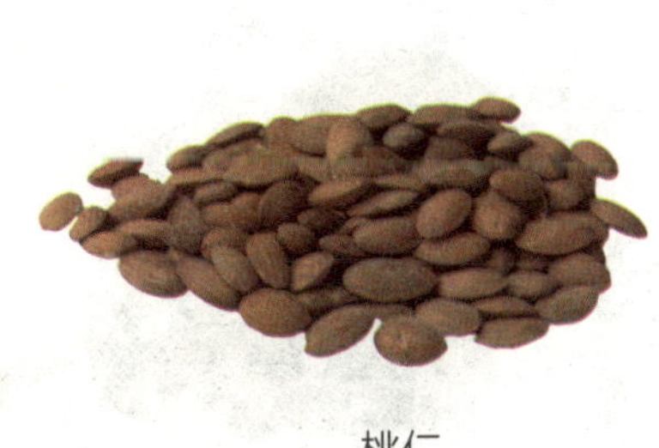
桃仁

处方3

组成：决明子 90 克，莱菔子 30 克。

用法：将决明子、莱菔子共捣成末，敷在神阙穴，用纱布固定。

适应症：肺热壅盛所致的肺炎、咳嗽、咳痰等。

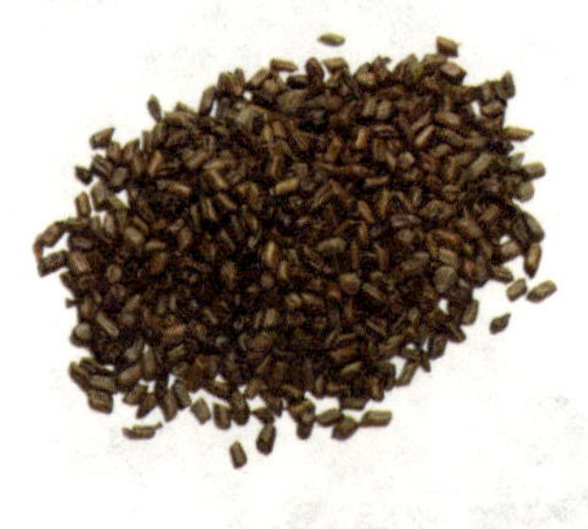

决明子

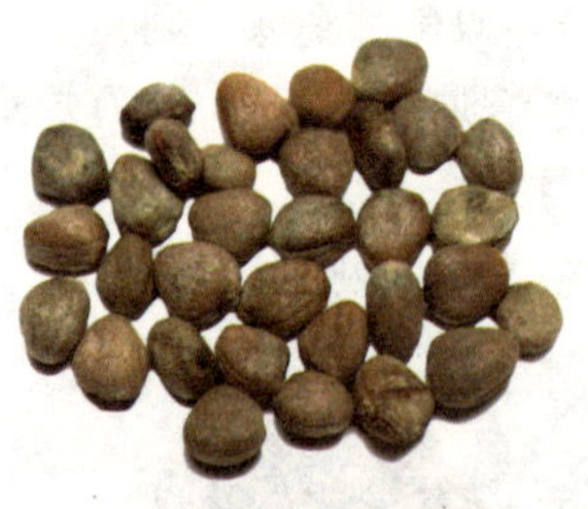

莱菔子

处方4

组成：大黄 200 克，大蒜 100 克，芒硝 50 克。

用法：将大蒜、芒硝 2 味药共捣成泥状，敷在肺俞穴和阿是穴，敷时下垫 2~4 层油纱布，前胸后背轮敷，一次敷 2 小时。敷完后，温开水洗净。然后将大黄研成细末，以醋调成膏糊，敷于阿是穴，每日敷 2 次，每次敷药 8 小时。

适应症：风热犯肺型肺炎。

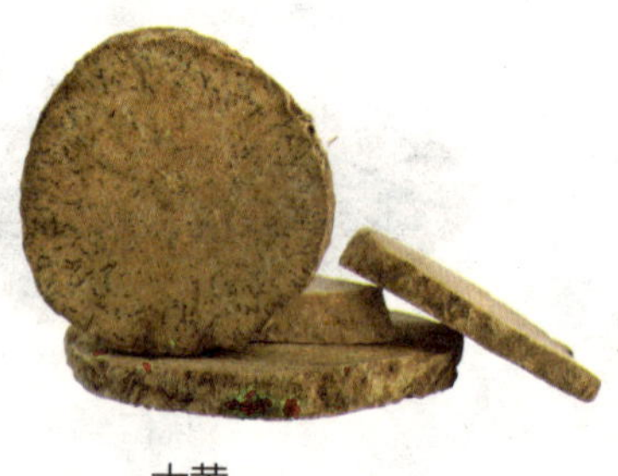

大黄

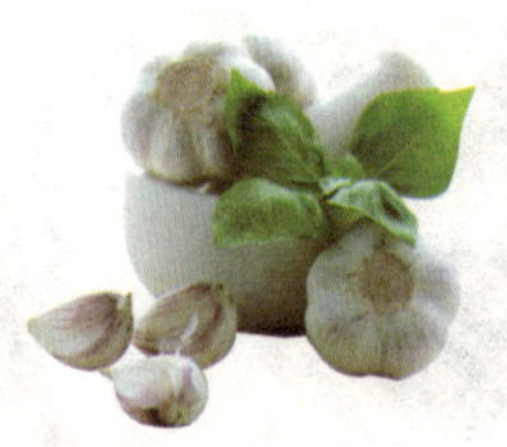

大蒜

胃痛

概述

胃痛是一种由于脾胃受损、气血不调所引起的胃脘部疼痛的病证。中医根据胃痛的临床症状，将其分为寒邪客胃、肝气犯胃、饮食停滞、肝胃郁热、胃阴亏虚、瘀血停滞、脾胃虚寒等类型。

病因

胃痛常见于急、慢性胃炎，胃及十二指肠溃疡，胃癌，胃神经官能症等病。另外，当工作过度紧张、食无定时、吃饱后马上工作或做运动、饮酒过多、吃辣过度、经常进食难消化的食物时，也会引起胃痛。

临床症状

寒凝气滞：胃痛暴作，疼痛剧烈，得热痛减，畏寒喜暖，舌苔白，脉弦紧或弦迟，口不渴，喜热饮。

饮食积滞：胃脘胀满疼痛拒按，嗳腐吞酸，或呕吐不消化食物，吐后较舒，舌苔厚腻，脉滑，不思食，大便不爽。

肝郁气滞：胃脘胀痛，攻撑作痛，痛连两胁，胸闷嗳气，善太息，每因烦恼郁怒而痛作，舌淡苔薄白，脉弦。

瘀血阻络：胃脘痛如针刺或刀割，痛处固定，拒按，或见吐血，黑便，舌质紫暗或有瘀斑，脉涩。

脾胃虚寒：胃脘隐隐作痛，绵绵不断，喜暖喜按，得食则减，时吐清水，大便溏薄，舌质淡，脉细弱。

脾胃阴虚：胃脘隐隐灼痛，烦渴思饮，燥咽干，食少，大便干，舌红少苔，脉细数或细弦。

贴敷处方

处方1

组成：当归 30 克，丹参 20 克，没药、乳香各 15 克，姜汁适量。

用法：将上述药研为末，加入姜汁调成糊状。用时取药糊分别贴敷在上脘、中脘、足三里穴上。每日敷 3~5 次。用药 1~2 日即可缓解病情。

适应症：胃痛。

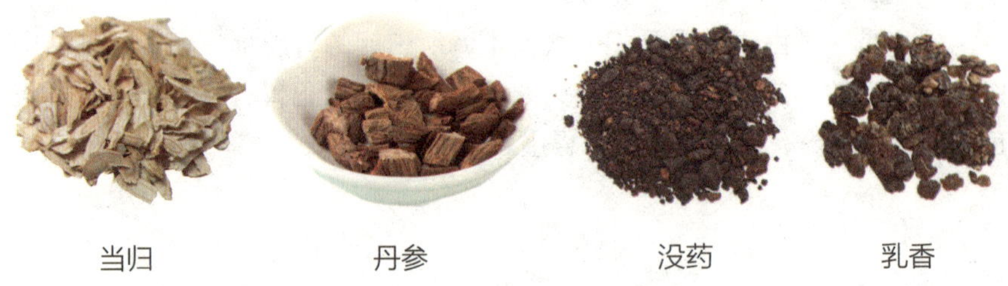

当归　丹参　没药　乳香

处方2

组成：苍术 20 克，川椒 15 克，檀香、干姜、附片各 10 克。

用法：将上述药混合研制成末，过筛后以姜汁调成膏状。用药时，取药膏分别贴于胃俞、脾俞、中脘诸穴，纱布盖之，胶布固定，1 日换 1 次或者 2 次药，疗程为 1 个月，不间断。

适应症：胃及十二指肠溃疡疼痛。

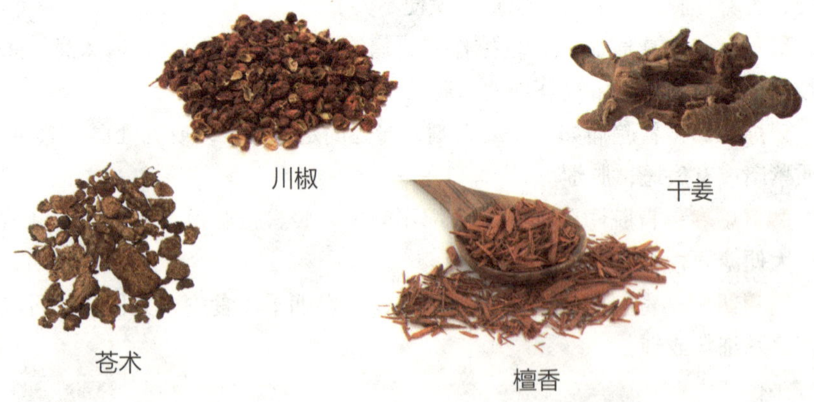

川椒　干姜　苍术　檀香

处方3

组成： 高良姜、香附各30克，蜂蜜适量。

用法： 将香附、高良姜混合碾成细末，贮瓶备用。用时取适量药末。以蜂蜜调和成稠膏，做成2个药饼，在火上烘热，分别敷在神阙穴和中脘穴上，以纱布覆盖，胶布固定，每日换1次药。

适应症： 寒邪客胃所致的胃痛。

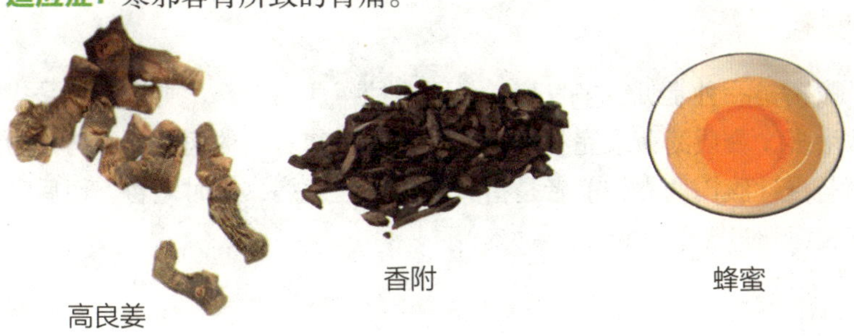
高良姜　香附　蜂蜜

处方4

组成： 栀子、香附、延胡索、郁金、大黄各30克，姜汁适量。

用法： 上述药共研成细末，以姜汁调和成糊状。用时敷于胃脘痛处，每日1~2次，痛止即可停用。一般用药1~2日即可止痛。

适应症： 脾胃气滞所致的痛。

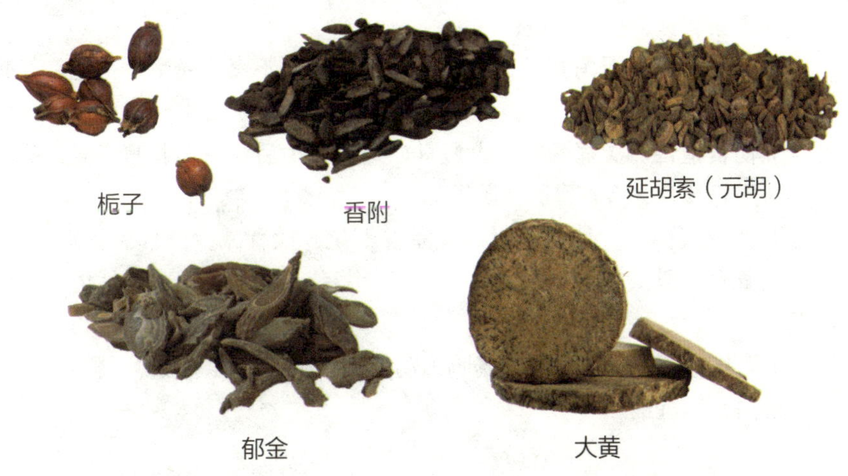
栀子　香附　延胡索（元胡）
郁金　大黄

腹泻

概述

腹泻是一种常见、多发病，可因多种疾病而引起。腹泻一般是指大便次数增多，粪质溏薄或完谷不化，甚至泻出如水样的病症。腹泻分为急性腹泻与慢性腹泻两类，前者是指腹泻呈急性发病，历时短暂，而后者一般是指腹泻超过 2 个月者。

病因

肠道感染，包括食物中毒在内，是引起急性腹泻最常见的病因。进食了被金黄色葡萄球菌、沙门菌、嗜盐杆菌或肉毒杆菌等污染了的食物后，可出现发热、腹痛、呕吐、腹泻及脱水的症状。

临床症状

1. 寒湿泄泻。泄泻清稀，甚则如水样，脘闷食少，腹痛肠鸣。舌苔白腻，脉濡缓。

2. 湿热泄泻。泄泻腹痛，泻下急迫，或泻而不爽，粪呈黄褐色，气味臭秽，肛门灼热，小便短赤，舌苔黄腻，脉滑数。

3. 伤食泄泻。腹痛肠鸣，大便臭如败卵，泻后痛减，脘腹胀满，嗳腐酸臭，不思饮食，舌苔厚腻，脉滑。

4. 脾虚泄泻。大便时溏时泻，完谷不化，饮食减少，食后脘闷不舒，稍进油腻食物则大便次数明显增加，面色萎黄，舌淡苔白，神情倦怠，脉细弱。

5. 肾虚泄泻。脐腹作痛，肠鸣即泻，泻后则安，形寒肢冷，腰膝酸软，舌淡苔白，脉沉细。

6. 水饮留肠。形体消瘦，肠鸣漉漉有声，便泻清水，或大便呈泡沫样，泛吐清水，舌质淡，苔白滑，腹胀尿少，脉象濡滑。

7. 瘀阻肠络。泄泻日久，泻后有不尽之感，腹部刺痛，痛有定处，按之痛甚，面色晦滞，舌边有瘀斑或舌质暗红，口干不欲多饮，脉弦小涩。

● 贴敷处方

处方1

组成： 吴茱萸 50 克，食盐 100 克。

用法： 将吴茱萸和食盐共捣碎，放入锅内炒热。用布包趁热敷于脐，凉则再炒再敷。每次敷 30~50 分钟，每日 1~2 次，3~5 日为 1 个疗程。

适应症： 寒性腹泻。

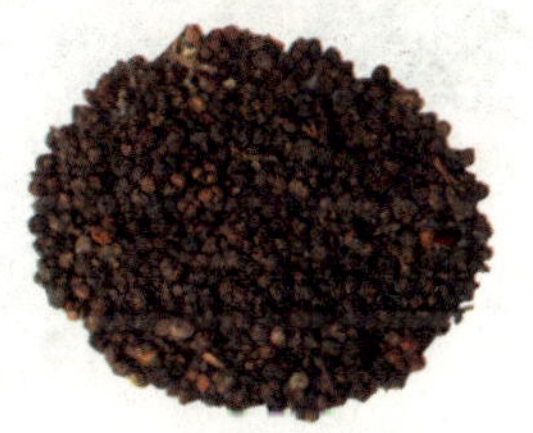

吴茱萸

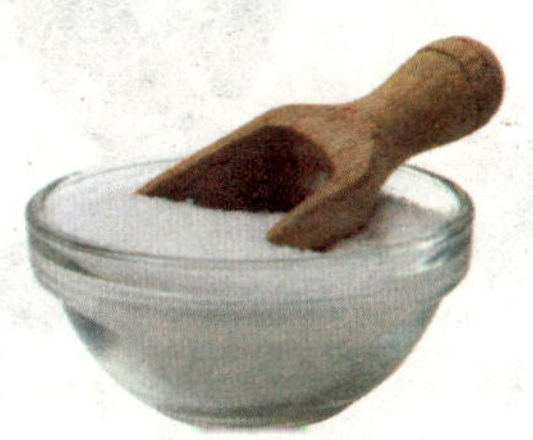

食盐

处方2

组成： 枯矾 50 克，白面 20 克，米醋适量。

用法： 枯矾研成细末状，加入白面、米醋调和成糊状，敷炙时取药糊分别涂在神阙、涌泉、止泻穴，以纱布覆之，胶布固定，一日换药 3~5 次。

适应症： 久泻不愈。

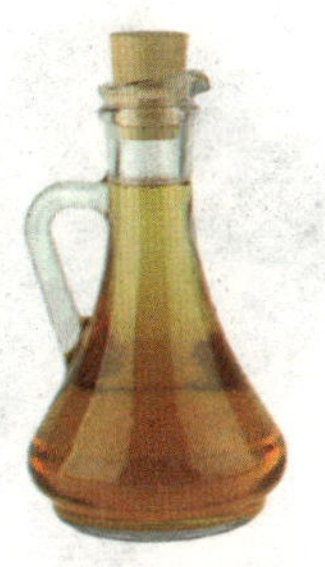

米醋

处方3

组成：干姜、胡椒各12克，豆油500克，樟丹240克，鲜生姜、葱白各适量。

用法：除樟丹外，将上述药放豆油内浸1日，倒入锅内加热，将药炸枯后过滤，再把油熬制滴水成珠时，离火，边搅拌边慢慢加入樟丹，出现大量泡沫时，依然置于火上，熬至浓稠后取下，置于冷水中，去火毒。用时取膏药摊至3厘米×8厘米的牛皮纸上，分别贴于脾俞、神阙、天枢穴。

适应症：腹泻。

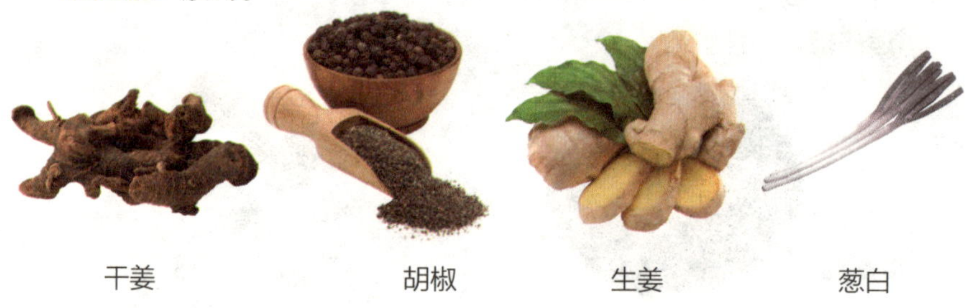

干姜　胡椒　生姜　葱白

处方4

组成：黄连12克，木香15克，吴茱萸10克，滑石30克。

用法：将上述药共研为细末，用时贴于神阙和大肠俞，纱布包裹，胶布固定。

适应症：热泻。

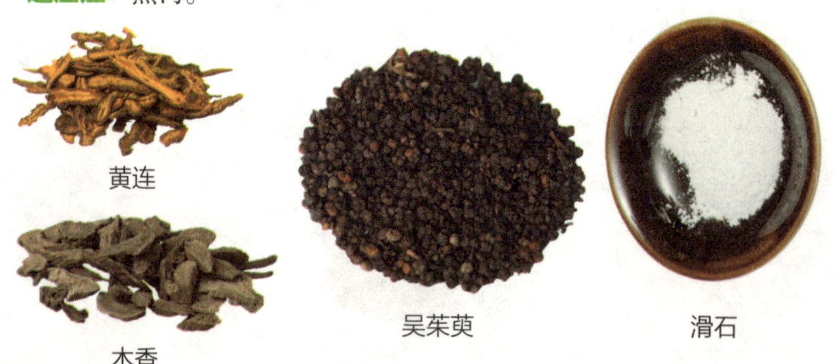

黄连　木香　吴茱萸　滑石

便秘

概述

便秘是临床常见的复杂症状，而不是一种疾病，主要是指排便次数减少、粪便干结、排便费力、粪便量减少等。上述症状同时存在 2 种以上时，即为便秘。

病因

中医认为，便秘的病因为燥热内结，或气滞不行，或气虚传送无力，或血虚肠道干涩，以及阴寒凝结等。而西医认为，引起便秘的原因包括疾病、药物以及精神、饮食等因素。

临床症状

热结便秘：大便干结，小便短赤，面红身热，或兼有腹胀腹痛，舌红苔黄，口干口臭或黄燥，脉滑数。

气滞便秘：大便秘结，欲便不得，嗳气频作，胸胁痞满，肛门坠胀。甚则腹中胀痛，纳食减少，舌苔薄腻，脉弦。

阳气亏虚：虽有便意，临厕努挣乏力，汗出短气，便后疲乏，大便并不干硬，面色㿠白，舌淡嫩，苔薄，脉虚，神疲气怯，小便频、色淡、量多。

阴血亏虚：大便秘结，排出困难，头晕目眩，心悸，面色无华，唇舌色淡，脉细涩，患者多伴有心慌心烦，头晕无力等症状。

贴敷处方

处方1

组成： 生大黄。

用法： 将生大黄研成细末，装入干净的瓶内备用。用时取适量细末，加蜂蜜与白酒各半，调成糊状，敷在脐部，盖住脐窝即可，纱布或塑料薄膜覆盖，胶布固定。每日睡前贴敷，次日起床除去，连续1周为1个疗程。

适应症： 习惯性便秘。

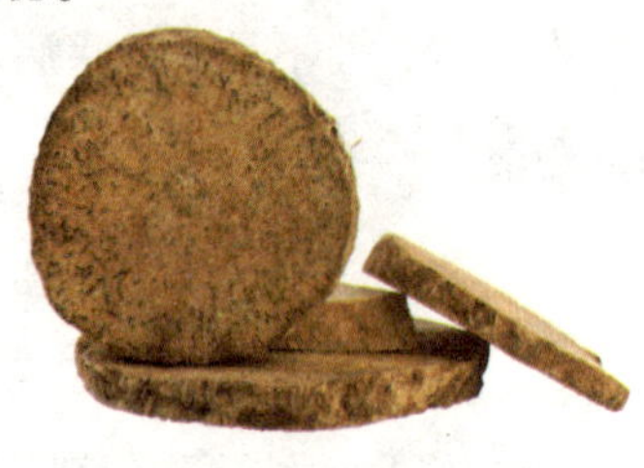

大黄

处方2

组成： 莱菔子12克，大黄10克，食盐、连须葱白各适量。

用法： 莱菔子和大黄共碾成细末，加食盐和葱头共捣烂成膏状，于锅内炒热，敷在患者的肚脐上，纱布盖之，胶布固定，每日换1次药。

适应症： 便秘、热秘、冷秘、气秘型便秘均可运用。

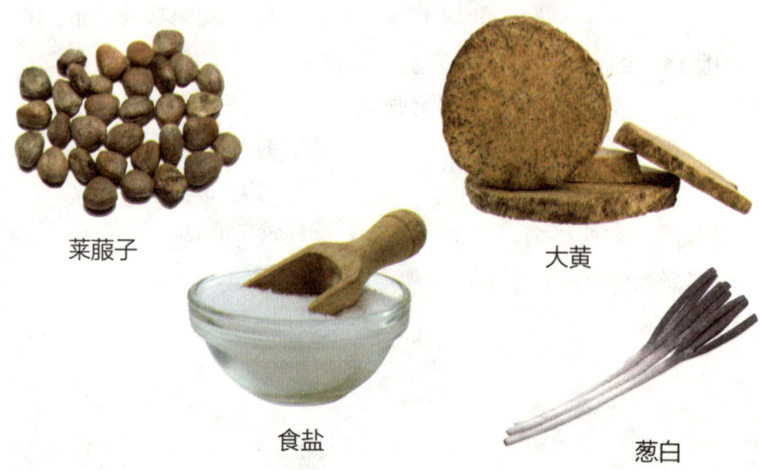

莱菔子　大黄　食盐　葱白

处方3

组成： 芒硝、大黄、当归、枳实、生地黄各25克，厚朴、陈皮各12克。

用法： 将上述药混合共研成细末，过筛，放入瓶中备用。用时取适量药末，填入患者肚脐内的2/3处，滴以香油，纱布覆之，胶布固定，每日换1次药。

适应症： 热秘或气密型便秘。

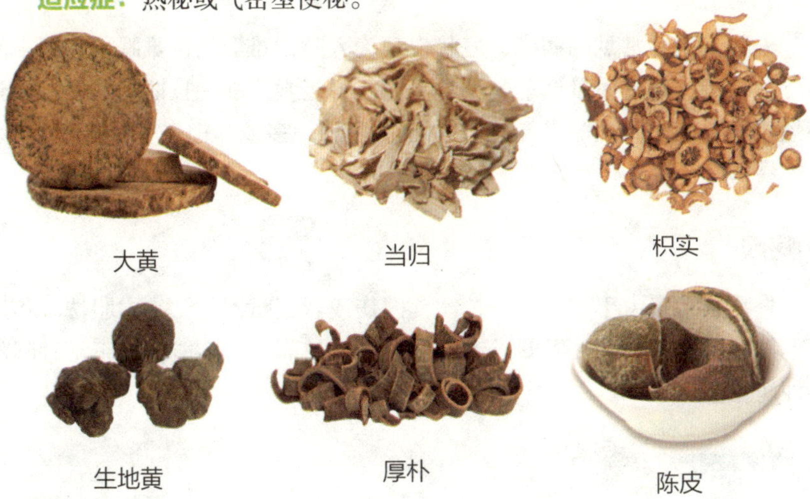

大黄　当归　枳实

生地黄　厚朴　陈皮

处方4

组成： 当归60克，大黄30克，甘草、芒硝各15克。

用法： 将当归、大黄、甘草、芒硝熬成膏，贴在肚脐上，或煎成药液，蘸取药液摩腹。

适应症： 便秘。

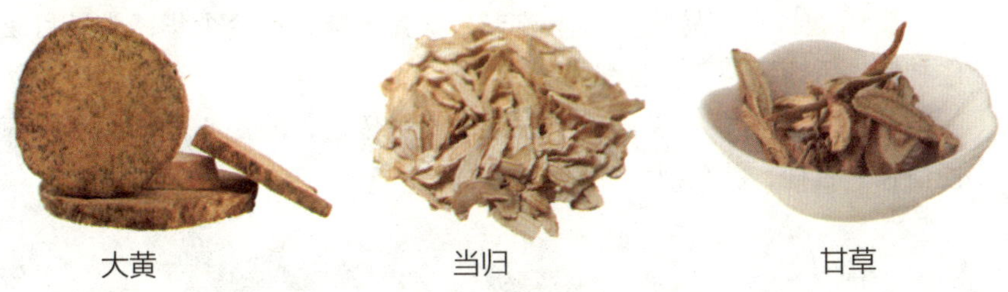

大黄　当归　甘草

失眠

概述

失眠是一种常见的病症，症状表现为入睡困难、彻夜难眠、睡眠中间易醒和早醒、睡眠质量低下、经常不能获得正常睡眠。长期失眠容易导致心烦意乱、疲乏无力，甚至出现头痛、多汗、多梦、记忆力减退等症状，并容易诱发一些身心性疾病。

病因

失眠是大多由于情志不舒、饮食内伤或者禀赋不足、心虚胆怯、年迈衰老等病因，引起心神不安或者心神失养，从而导致不能获得正常睡眠的一种病症。

临床症状

肝郁化火： 不寐，不思饮食，口渴喜饮，目赤口苦，情绪急躁易怒，小便黄赤，大便秘结。舌红，苔黄，脉弦而数。

痰热上扰： 不寐，恶食吸气，吞酸恶心，心烦，痰多胸闷，口苦，头重目眩。苔腻而黄，脉滑数。

阴虚火旺： 心烦不寐，心悸不安，腰酸梦遗，五心烦热，头晕耳鸣，健忘，口干津少。舌红，脉细数。

心脾两虚： 多梦易醒，心悸健忘，饮食无味，面色少华，头晕目眩，肢倦神疲。舌淡，苔薄，脉细弱。

心胆气虚： 不寐多梦，易于惊醒，气短倦息，胆怯心悸，遇事善惊，小便清长。舌谈，脉弦细。

● 贴敷处方

处方1

组成： 黄连 6 克，五味子、朱砂各 5 克。

用法： 将上述药共研成细末，备用。用时取药粉 0.3 克，填脐内，外贴胶布。每日换药 1 次。

适应症： 失眠、烦躁。

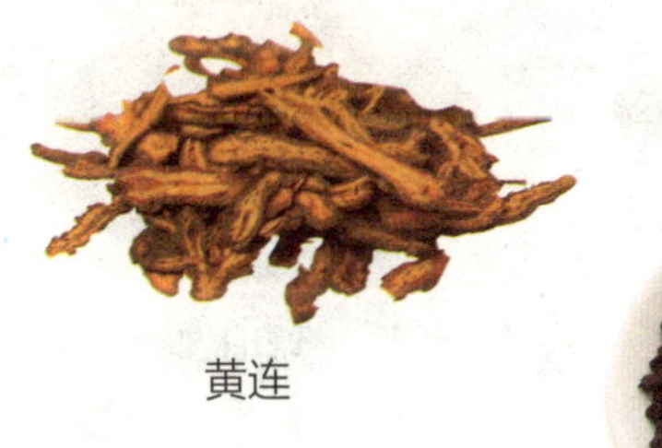

黄连

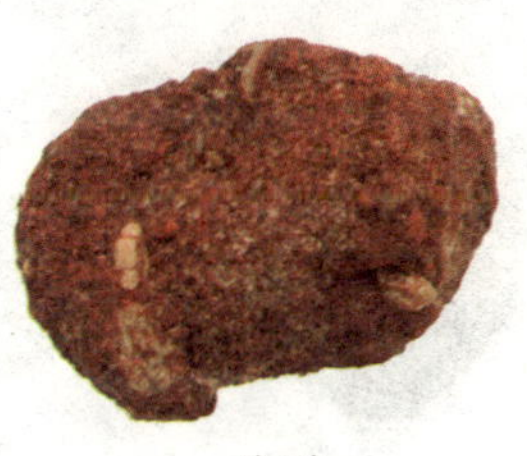

朱砂

五味子

处方2

组成： 吴茱萸 9 克，米醋适量。

用法： 吴茱萸研成细末，用米醋调成糊状，敷在两足涌泉穴，固定。每日 1 次。

适应症： 心神不交型失眠。

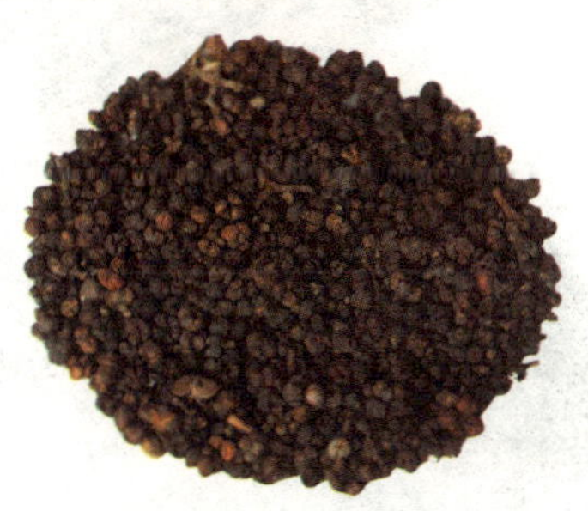

吴茱萸

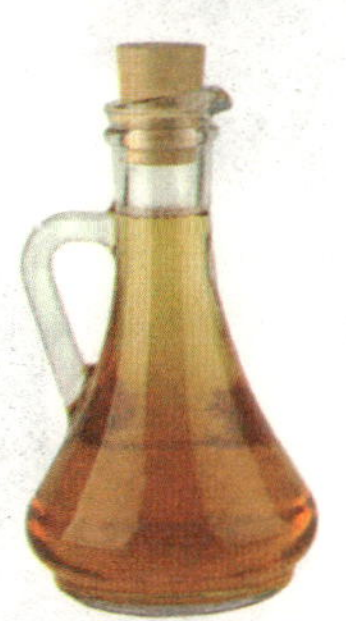

米醋

处方3

组成： 茯神、朱砂各10克，枣仁、琥珀各12克，丹参15克。

用法： 将上述药共研成细末备用。每次取药粉2克，以蜂蜜调成膏，敷于脐部。

适应症： 失眠。

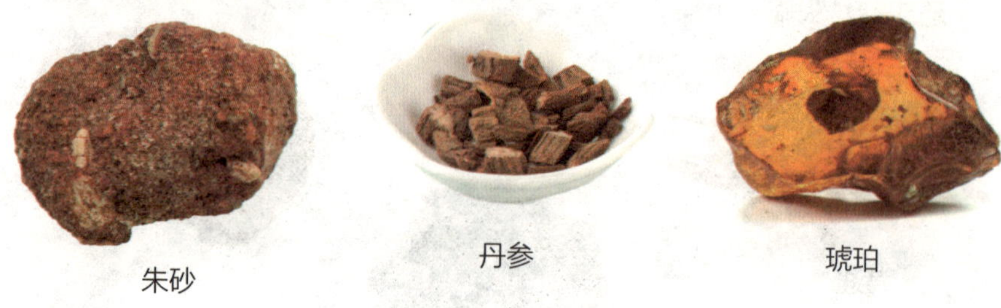

朱砂　丹参　琥珀

处方4

组成： 磁石30克，朱茯神15克，阿胶、黄连各10克。

用法： 将朱茯神、磁石先煎取汁，再加黄连稍煎后去渣取汁，阿胶烊化，混匀。趁热摊贴在胸前，每晚1次，每次20分钟后擦净入寐。每日1次，病愈为止。

适应症： 失眠属阴虚火旺者。

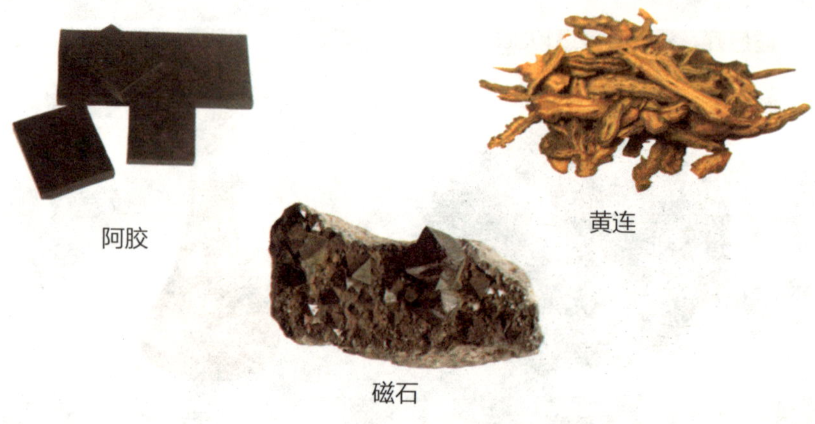

阿胶　黄连　磁石

第三章

外科病症的贴敷疗法

肩关节周围炎

概述

肩关节周围炎简称肩周炎，俗称凝肩、漏肩风。它是以肩部逐渐产生疼痛，夜间更加严重，肩关节活动功能受限且日益加重，达到某种程度后逐渐缓解，直至最后完全复原为主要表现的肩关节囊及其周围韧带、肌腱和滑囊的慢性特异性炎症。肩周炎是以肩关节疼痛和活动不便为主要症状的常见病症。该病多见于50岁左右的中年人，青年与老年人也有发生。

病因

肩周炎多因肩关节周围组织，如滑囊、肌膛等受外伤、冷冻、感染所致。经常劳动的人很容易得肩周炎，因为他们的整个手臂包括肩部经常在不停地活动，容易出现关节劳损过度的现象。长期处于这种劳累状态，肩部就容易产生损伤。

临床症状

风寒湿痹型：常表现为肩周重滞疼痛、酸胀不舒，夜晚尤其严重，肩关节屈伸不利，舌苔薄白或白腻，脉弦滑或沉细。

气血两虚型：肩关节疼痛，劳累痛更加重，休息则减轻，面色无华、气短乏力，舌淡苔薄白，脉沉细乏力。

肝肾亏损型：肩关节功能障碍明显，举动无力，但疼痛不甚明显，可见头晕、目眩、耳鸣、

筋骨损伤型：骨折以及上肢其他部位筋骨损伤，长期固定或日久的累积性损伤，使瘀血凝滞，风寒湿痹。

● 贴敷处方

处方1

组成： 草乌、川乌、樟脑各 90 克。

用法： 将上述药研成细末，根据疼痛部位的大小，取适量药末，以食醋调成糊状，均匀敷在患处及压痛点，厚约 0.5 厘米，以纱布覆盖，用热水袋压在局部热敷约 30 分钟，每日 1 次。

适应症： 肩周炎。

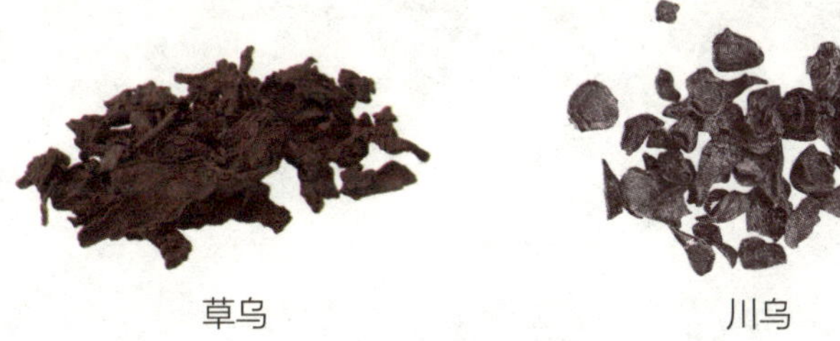

草乌　　川乌

处方2

组成： 生川乌、生草乌、生天南星、生半夏、细辛各 10 克，冰片、麝香各 1 克。

用法： 将上述药研成细末状，用黄醋调和做成糊状涂在患处周围，使其产生热感。连续使用数次。

适应症： 肩关节周围炎。

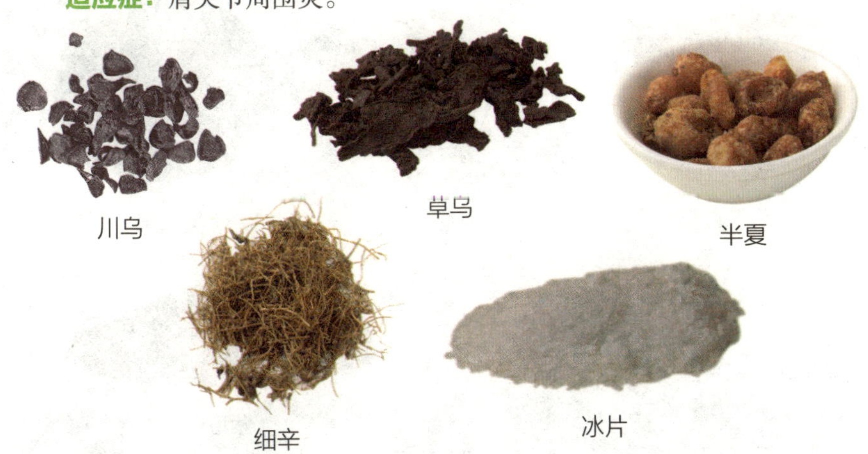

川乌　　草乌　　半夏

细辛　　冰片

处方3

组成： 芒硝50克，黑老虎、马钱子各100克。

用法： 以上药物水煎熏洗患处，每次20分钟。每日2次。

适应症： 各种类型肩周炎。

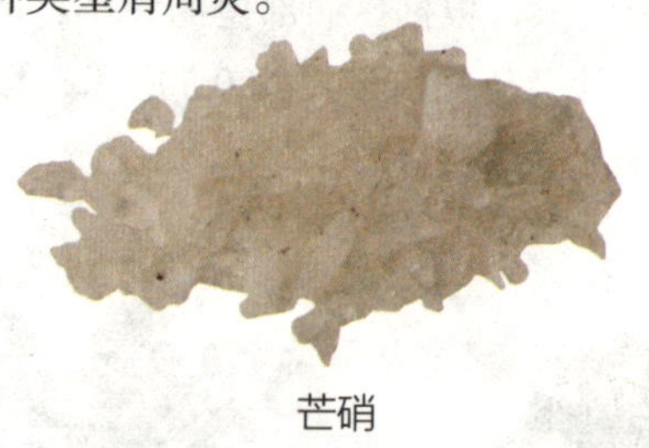

芒硝

处方4

组成： 薏苡仁、莱菔子、吴茱萸、菟丝子、紫苏子各30克。

用法： 将30克食盐放在铁锅炒黄，加入上述药物拌炒，以炒至微变色为度，将上药倒在一块布上，包缠好后热熨患者肩部。一边熨，一边做肩关节上举、内收、后伸、外展、内旋等活动，直至熨药温度降低为止。3小时后复炒以上药物，再熨烫1次，每天3次，同法连续治疗2天，到了第3天，用上述药物水煎熏洗患者肩部2次。

适应症： 风寒湿、瘀滞型肩周炎。

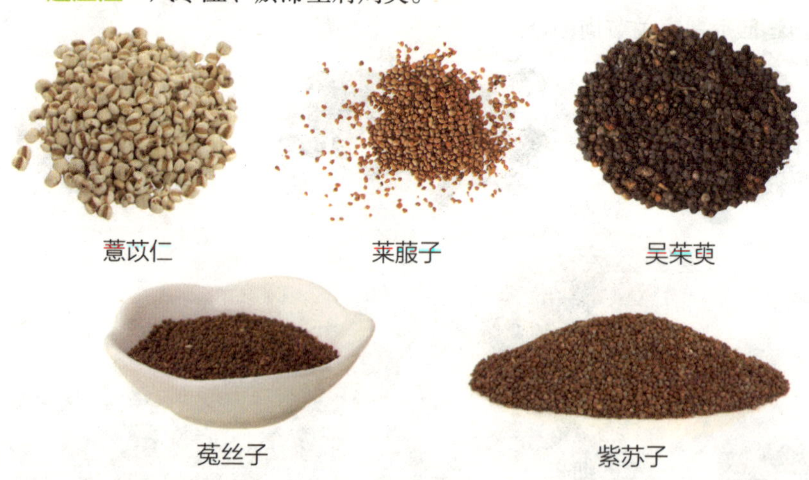

薏苡仁　莱菔子　吴茱萸

菟丝子　紫苏子

腰椎间盘突出症

概述

腰椎间盘突出症是指腰椎间盘各部分受外部因素影响，所产生的腰部疼痛，一侧下肢或双下肢麻木、疼痛等一系列临床症状。一般表现为劳累后腰痛，伴一侧或双侧下肢放射痛、麻木，并因疼痛产生保护性痉挛，站立时身体倾向一侧，严重时，可出现神经麻痹，肌肉瘫痪等症状。

病因

腰椎间盘突出症，主要是因为腰椎间盘各部分(髓核、纤维环及软骨板)出现不同程度的退行性改变后，椎间盘的纤维环破裂，髓核组织从破裂之处突出（或脱出）于后方或椎管内，导致相邻脊神经根遭受刺激或压迫，致使腰部疼痛。精神压力、急性外伤、长期坐位劳损、椎间盘退化等情况也会导致腰椎间盘突出。

临床症状

气滞血瘀型：本证多数因腰部扭伤引起。腰痛症状明显，脊柱侧弯，腰椎 4~5 节有明显压痛点，向下肢放射，患者在咳嗽、大笑时症状加重，疾病晚期可见患者肌肉萎缩，舌质暗紫，脉弦数或细涩。

风寒阻络型：无明显外伤史，天气湿潮加重病情。患者腰腿疼痛有沉重感，自觉四肢湿冷，症状随天气变化，脊柱侧弯、椎旁压痛或放射痛，患者喜暖恶寒，脉沉迟，舌苔白腻。

湿热下阻型：无明显诱因，遇热症状加重。腰腿疼痛，肢体无力，疼痛处有热感，遇热或者雨天疼痛加重，患者恶热口渴，舌苔黄腻，小便短赤，脉弦数或濡数。

肝肾两虚型：患病时间长而不愈。腰腿疼痛久治不愈，症状反复发作，患者筋骨萎软，按压疼病处症状有所缓解，劳累后症状明显加重，侧卧症状减轻。

贴敷处方

处方1

组成：三七 20 克，马钱子 12 克，草乌、川乌各 10 克。

用法：将上述药物研成细末，调拌米醋。外贴敷在患处，隔日 1 次，连敷 10~30 次即可见效。

适应症：腰椎间盘突出症。

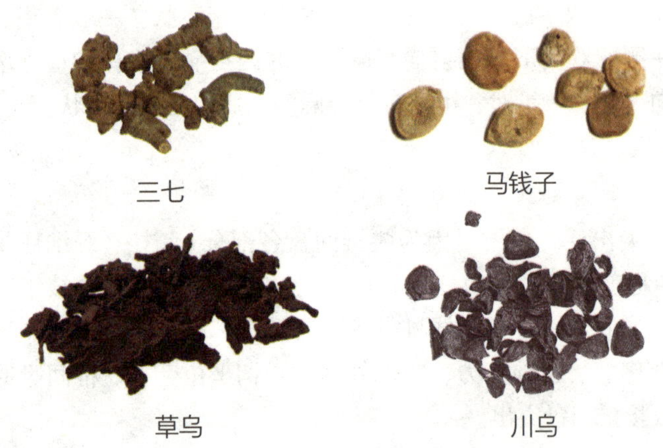

三七　马钱子　草乌　川乌

处方2

组成：黄连 20 克，乳香 12 克，大黄 10 克，自然铜 6 克。

用法：将上述药物共研成细末，调拌凡士林，外贴敷在患处，隔日 1 次，连敷 10~30 次即可见效。

适应症：腰椎间盘突出症（热痹）。

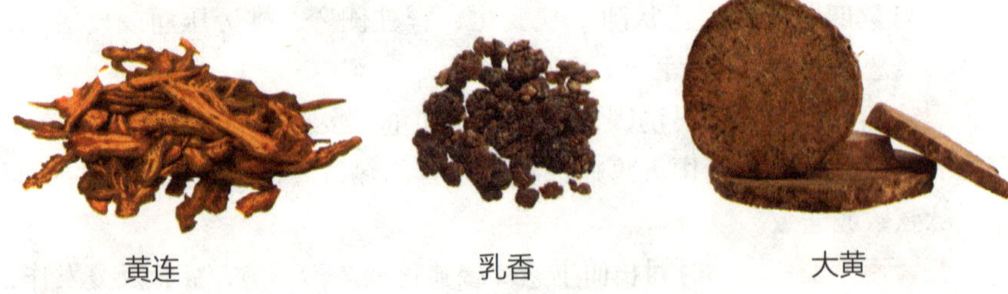

黄连　乳香　大黄

处方3

组成： 苏木、藁本、续断各 30 克，防风、附子、白芷、川乌、草乌各 20 克，金毛狗脊、独活各 45 克。

用法： 将上述药物共研成细末，用稀棉布制成棉布兜，把药粉铺在棉布兜中，日夜穿戴在腰部。

适应症： 腰椎间盘突出症（肾虚型及风寒痹证）。

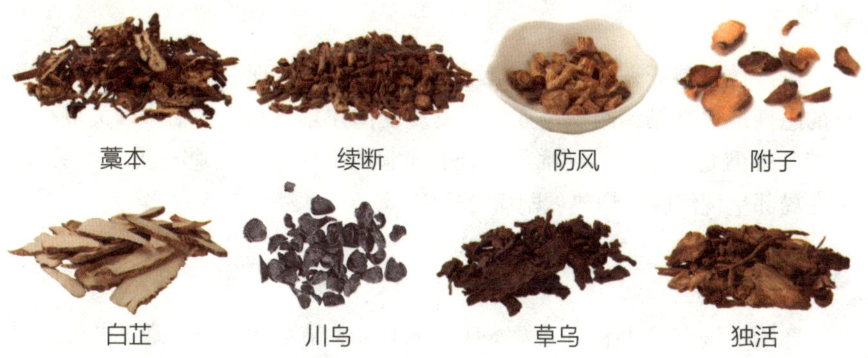

藁本　续断　防风　附子

白芷　川乌　草乌　独活

处方4

组成： 骨碎补 20 克，乳香、杜仲、没药各 12 克，生川乌、生草乌、马钱子各 6 克，麻黄、自然铜各 10 克。

用法： 将上述药炼制成膏备用。取适量药膏，外敷在患处，每日 1 次，10 日为 1 个疗程。

适应症： 各种类型的腰椎间盘突出症。

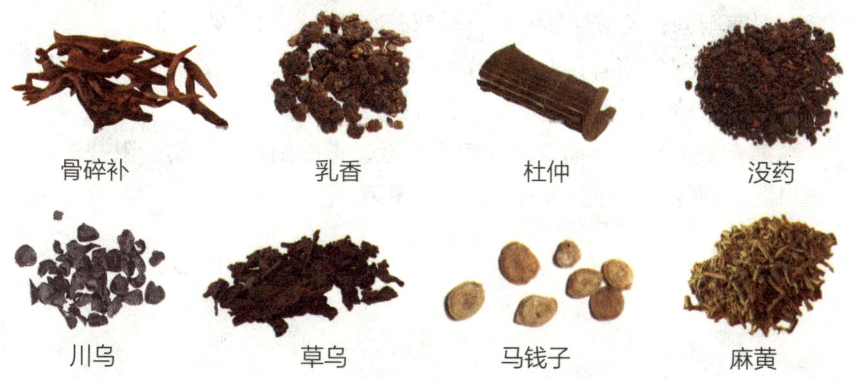

骨碎补　乳香　杜仲　没药

川乌　草乌　马钱子　麻黄

风湿性关节炎

概述

风湿性关节炎，中医上是指风湿热在关节的表现，现代医学指一种常见的急性或慢性结缔组织炎症，可反复发作并累及心脏。临床以关节和肌肉游走性酸楚、重着、疼痛为特征，常见由一个关节转移至另一个关节，并在局部呈现红肿、灼热、剧痛等反应。

病因

寒冷、潮湿等因素可诱发本病。下肢大关节如膝关节、踝关节最常受累。从中医的角度讲，营卫不和，邪气易乘虚而入，故营卫失调是风湿病发病的重要因素之一。

临床症状

行痹：属风气盛者；肢体关节疼痛，游走不定，多见于腕、肘、踝、膝等关节，屈伸不利，或伴有恶寒、发热等表现，舌苔薄白，脉浮。

痛痹：属寒气盛者；肢体关节疼痛较剧，疼有定处，痛如椎刺，遇热则减，遇寒则剧，关节屈伸不利，局部有冷感，苔白，脉弦紧。

着痹：属湿气盛者；肢体关节疼痛以重着麻木为主，病有定处，甚则关节肿胀，活动不便，手足笨重，舌苔白腻，脉象濡缓。

热痹：关节红肿热痛，甚则痛不可近，得冷则舒，活动受限并多兼有发热口渴，烦躁、多汗、舌苔黄燥，脉滑数。

贴敷处方

处方1

组成： 白芷、防风、川乌各 30 克。

用法： 上述药物共研成细末，略加开水，趁热调敷痛处。

适应症： 风湿性关节炎。

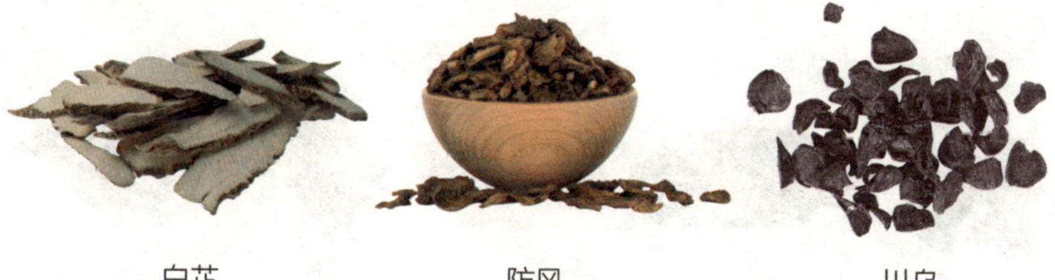

白芷　　防风　　川乌

处方2

组成： 附子、白术、茯苓、炒白芍各 10 克，人参 3 克，麝香膏 1 贴。

用法： 将附子、白术、茯苓、炒白芍、人参五味药煎汤，把汤药抹心腹及四肢，并炒熨之，麝香膏贴脐部。

适应症： 寒痹。

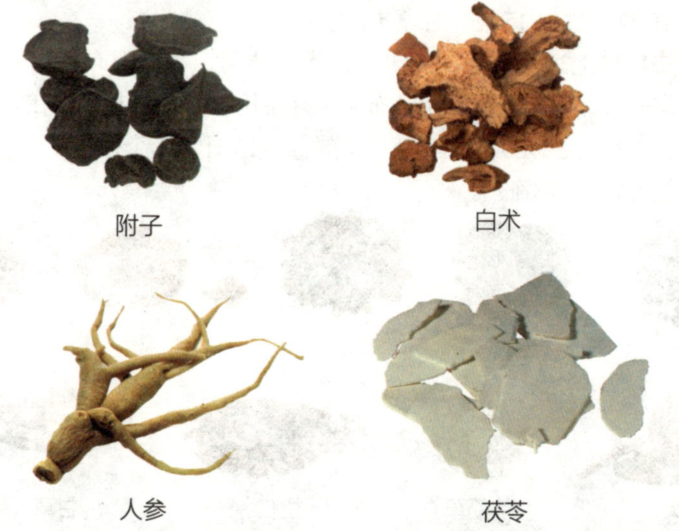

附子　　白术

人参　　茯苓

处方3

组成： 苍术、独活、黄柏、泽泻、丹皮各 15 克，白芷、大黄、郁金、当归、牛膝各 10 克，板蓝根 30 克。

用法： 将上述药物制成浸膏，用 3 层无纺布浸渍成贴敷贴（每贴含药 10 克。）取本品外贴患处，绷带包扎。忌用塑料薄膜包扎，每日 1 次，1 周为 1 个疗程。

适应症： 关节炎。

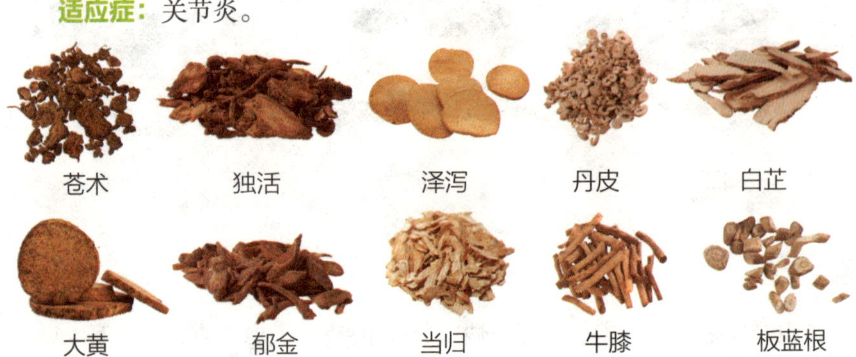

苍术　独活　泽泻　丹皮　白芷

大黄　郁金　当归　牛膝　板蓝根

处方4

组成： 乳香、没药、川芎、红花、土鳖虫、牛膝、穿山甲、大黄、伸筋草各 20 克，桃仁 15 克，甘草 10 克。

用法： 将上述药共研成细末，以米醋调匀，手捏至有药液下滴为度，加热至药液有蒸气出现时，用纱布袋包好备用。取药袋趁热敷在膝关节上。每日 3 次，每次 30~60 分钟。每日 1 剂，7~10 日为 1 个疗程。

适应症： 关节滑膜炎。

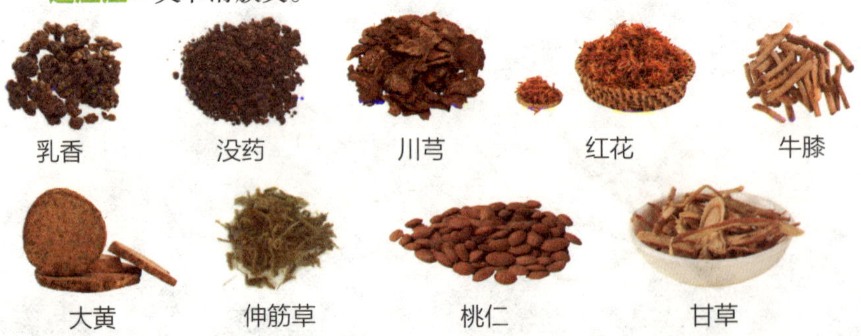

乳香　没药　川芎　红花　牛膝

大黄　伸筋草　桃仁　甘草

颈椎病

概述

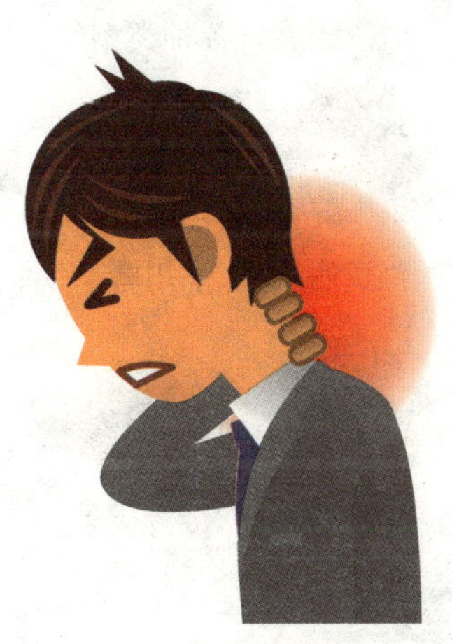

颈椎病是指因为颈椎退行性病变而引起颈椎管或椎间孔变形、狭窄，刺激、压迫颈部脊髓及神经根，并引起相应的临床症状的疾病。

病因

外伤是导致颈椎病的直接原因，长期不良的姿势亦可诱发该病，如长时间伏案工作、躺在床上看电视、看书、长时间用电脑、枕头过高、剧烈旋转颈部或头部等。

临床症状

瘫痪型颈椎病：下肢麻木无力，行走不稳，易跌倒，行走时有如踩踏棉花般的感觉，严重者甚至出现大、小便失禁。患者常有头颈疼痛等表现。

痹痛型颈椎病：颈肩酸痛，疼痛可放射至头枕部和上肢，常伴有头颈肩背及手臂酸痛，脖子僵硬，活动受限。

眩晕型颈椎病：头晕目眩、头痛、头昏、伴房屋旋转感，耳鸣，颈部活动受限，尤不能旋转，甚至可出现猝倒。

贴敷处方

处方1

组成： 威灵仙、山橙各100克，川乌、大茴香、川芎、羌活、苍术、姜黄、白芷各50克，桂枝、吴茱萸各30克。

用法： 将上述药烘干，碾细粉，装入30厘米×20厘米×5厘米的药袋。将药袋置于枕后。每天枕10小时，10天为1个疗程。

适应症： 各种类型的颈椎病。

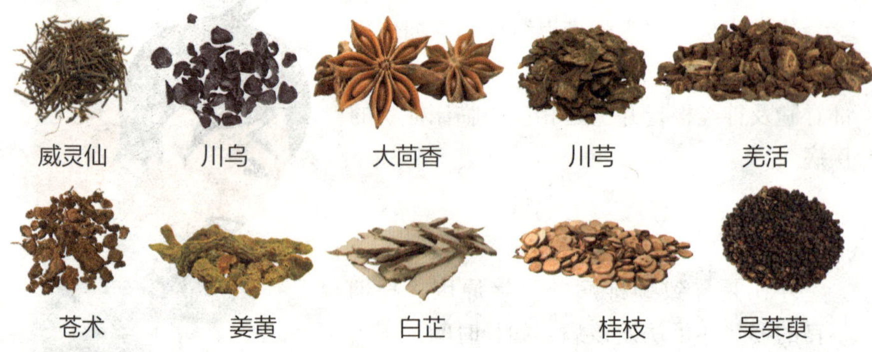
威灵仙　川乌　大茴香　川芎　羌活
苍术　姜黄　白芷　桂枝　吴茱萸

处方2

组成： 葛根、当归、赤芍、桂枝各12克，威灵仙18克，鸡血藤、稀签草各30克，肉苁蓉、骨碎补各20克。

用法： 将上述药连续煎熬2次，取煎液适量，置于火上保温。厚布蘸取汤液热敷患处30分钟，药液可连续用3天。

适应症： 颈椎病。

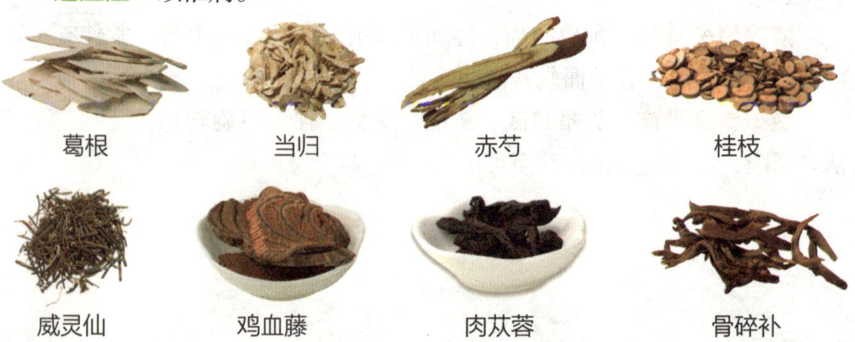
葛根　当归　赤芍　桂枝
威灵仙　鸡血藤　肉苁蓉　骨碎补

处方3

组成： 菟丝子、吴茱萸、莱菔子、白芥子、苏子各 60 克。

用法： 将上述 5 味药用布包裹，微波炉加热后，敷于颈部，1 日敷 2~3 次，每次 45 分钟。

适应症： 神经根型颈椎病。

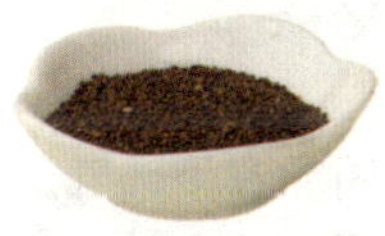
菟丝子

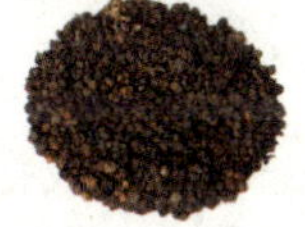
吴茱萸

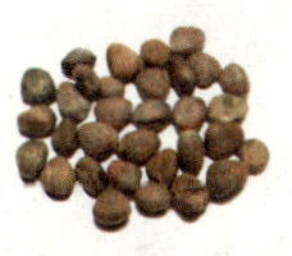
莱菔子

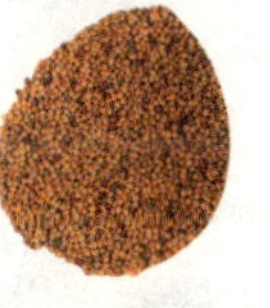
白芥子

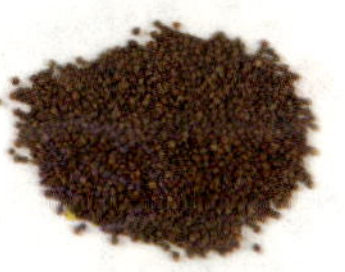
苏子

处方4

组成： 透骨草、防风、防己、附子、桂枝、伸筋草、千年健、威灵仙、路路通、荆芥、羌活、独活、麻黄、红花各 30 克。

用法： 上述药物共研为细末，分别装入长布袋中，每袋 150 克。水煎 20~30 分钟，取出稍凉后热敷颈肩疼痛处。每日 1 次，2 个月为 1 疗程。用药 2~3 个疗程可见效果。

适应症： 各种类型的颈椎病。

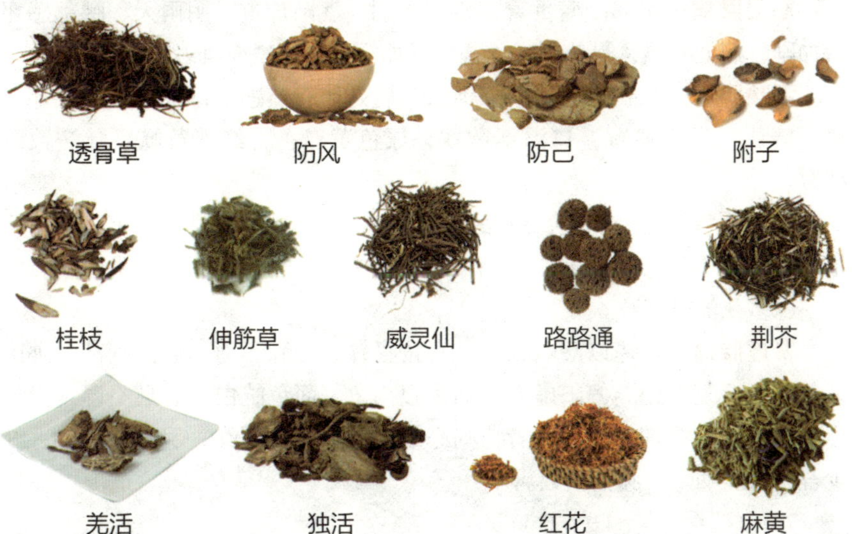
透骨草 防风 防己 附子

桂枝 伸筋草 威灵仙 路路通 荆芥

羌活 独活 红花 麻黄

腰痛

概述

腰痛是临床中非常常见的症状，指因外感、内伤或挫闪导致腰部气血运行不畅，或失于濡养，以腰脊或脊旁部位疼痛为主要表现的一种病症。腰部一侧或两侧疼痛为本病的基本临床特征。

病因

运动系统疾病与外伤会引起腰痛，除此之外，其他器官的疾病也可引起腰痛，如泌尿系炎症或结石、肾小球肾炎、某些妇科疾病（如盆腔炎、子宫后倾等）、妊娠、腰部神经根炎和某些腹部疾病皆可引发腰痛。

临床症状

寒湿腰痛：腰部冷痛重着，转侧不利，逐渐加重，阴雨天、腰部感寒后加剧，痛处喜温，得热则减，苔白腻而润，脉沉紧或沉迟。

湿热腰痛：腰髋弛痛，牵掣拘急，痛处伴有热感，每于夏季或腰部着热后痛剧，遇冷痛减，口渴不欲饮，尿色黄赤，舌红苔黄腻，脉濡数或弦数。

瘀血腰痛：痛处固定，或胀痛不适，或痛如锥刺，日轻夜重，或持续不解，活动不利，甚则不能转侧，痛处拒按，面晦唇暗，舌质隐青或有瘀斑，脉多弦涩或细数。

肾虚腰痛：腰痛以酸软为主，喜按喜揉，腿膝无力，遇劳则甚，卧则减轻，常反复发作。偏阳虚者，则少腹拘急，面色㿠白，手足不温，少气乏力，舌淡脉沉细；偏阴虚者，则心烦失眠，面色潮红，手足心热，舌红少苔，口燥咽干，脉弦细数。

贴敷处方

处方1

组成：鸡血藤、骨碎补各50克，威灵仙、杜仲、当归、白芷、红花各20克。

用法：将上述药物共研成细末，以酒调敷于患部，外盖纱布热敷，每日1次，每次敷2小时。

适应症：慢性腰痛。

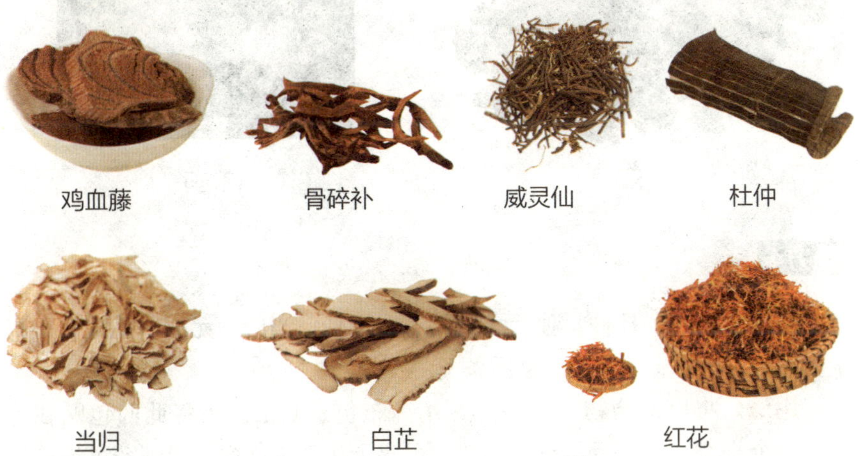

鸡血藤　骨碎补　威灵仙　杜仲

当归　白芷　红花

处方2

组成：生大黄50克，当归尾、延胡索、续断各9克。

用法：将上述药研成细末，以适量姜汁调成软膏状敷贴在患处，外覆以油纸，上盖纱布，胶布固定。2~3日换1次药，5次为1个疗程。

适应症：急性腰扭伤。

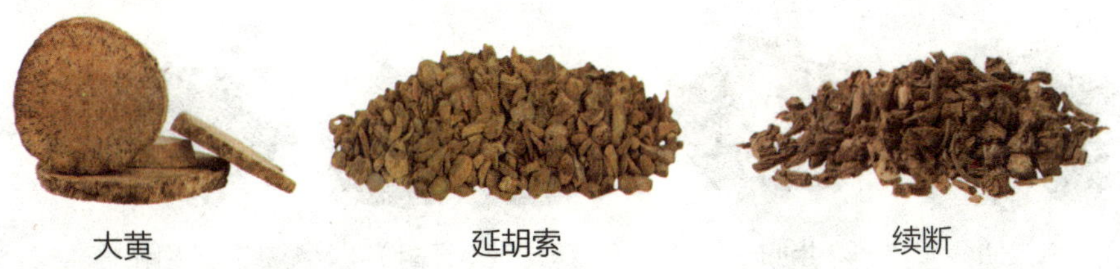

大黄　延胡索　续断

处方3

组成： 石菖蒲、棉花子各 1 撮，酒适量。

用法： 将石菖蒲、棉花子捣烂，炒热，以酒洒上，趁热敷在痛处，以绷带束之。每日 1 次。

适应症： 腰酸痛。

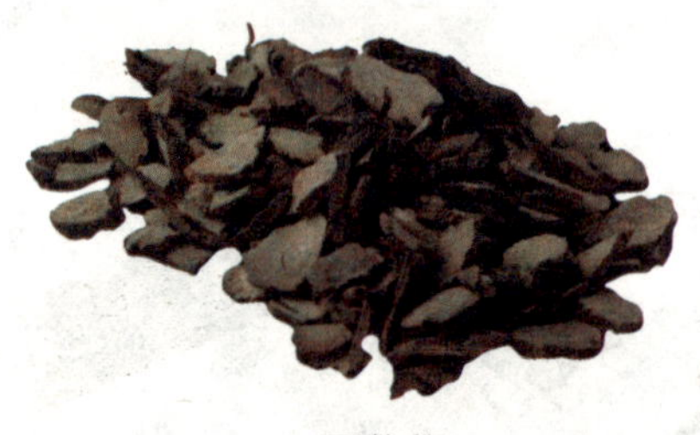

石菖蒲

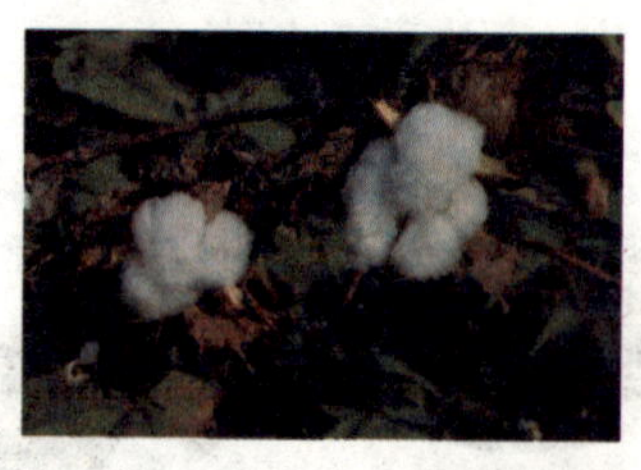

棉花子

处方4

组成： 防风、杜仲、独活、牛膝、威灵仙、当归、元胡、香附、桑寄生各等量（根据患处大小酌量准备）。

用法： 将以上药物一同炒热，用纱布包裹数层。再将此药包贴在患处熨半个小时，药冷后需重新加热。可每天用药 1~2 次，每剂药可连续用 3~5 天。

适应症： 寒湿型腰痛。

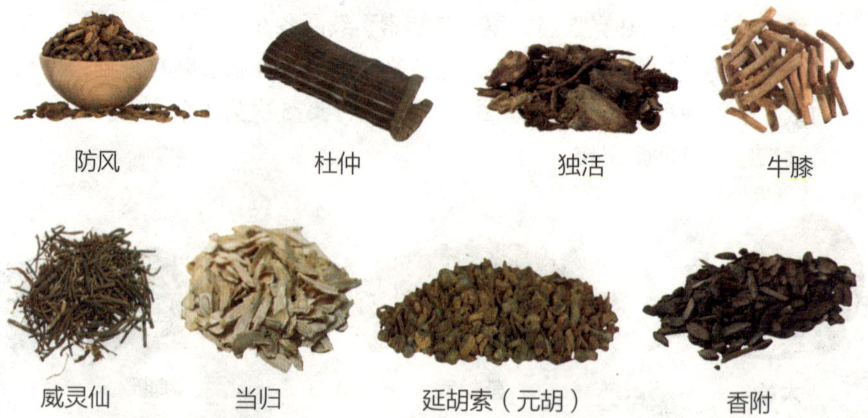

防风　杜仲　独活　牛膝

威灵仙　当归　延胡索（元胡）　香附

骨质增生

概述

骨质增生是骨关节退行性改变的一种表现，可分为原发性和继发性两种，多发生于45岁以上的中年人或老年人群中，其中男性多于女性。

病因

多由于中年以后体质虚弱及骨关节发生退行性改变；长期站立或行走，以及长时间保持某种姿势，导致肌肉的牵拉或撕脱，后血肿机化，形成刺状或唇样的骨质增生。中医认为，骨质增生多因肝肾亏虚、筋骨失养所致。治疗本病可从补肝肾、强筋骨等方面着手。骨质衰老退变是导致骨质增生的直接因素，因此治疗时宜多食用抗衰老、抗氧化的食物。

临床症状

颈椎骨质增生：以颈椎4、5、6椎体最为常见。表现为颈背疼痛、上肢无力、手指发麻并伴有触电样感觉、头晕、恶心，甚至视物模糊。

腰椎骨质增生：好发部位以第3、4腰椎最为常见。临床上常出现腰椎及腰部软组织酸痛、胀痛，并伴有僵硬与疲乏感，严重者甚至不能弯腰。

膝盖骨质增生：膝关节疼痛僵硬、发软，易摔倒，伸屈时有弹响声，部分患者可见关节积液，膝关节局部有明显肿胀、压缩现象。

贴敷处方

处方1

组成：没药、乳香各30克，草乌、川乌、仙灵脾、巴戟天、骨碎补、生天南星各 10 克，樟脑粉 5 克。

用法： 将上述药共研成细末，过 5 号筛。用热酒调糊，装进布袋，取本品敷在患处，用 60~80℃热水袋覆盖加温，绷带固定。每日敷 2 小时。14 日为 1 个疗程。

适应症： 骨质增生。

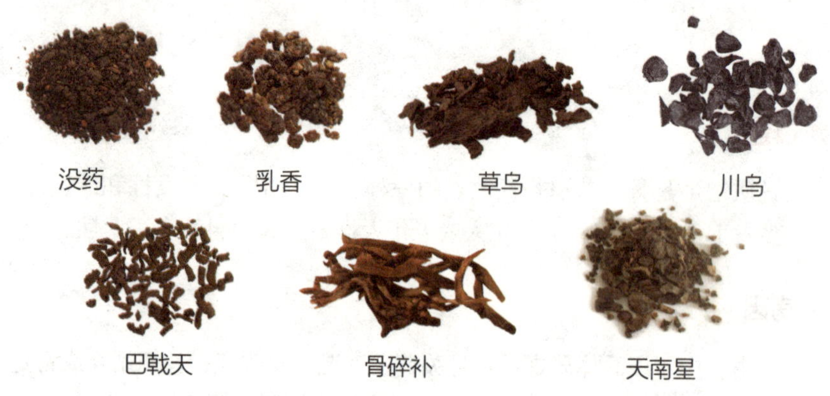

没药　乳香　草乌　川乌　巴戟天　骨碎补　天南星

处方2

组成： 透骨草、威灵仙各 30 克，血竭 6 克，食醋适量。

用法： 将上述药物共研成粉，以适量食醋调成稠糊状，摊于敷布上，敷在患处，2 小时后取下，每日 1 次，7 日为 1 个疗程。

适应症： 骨质增生。

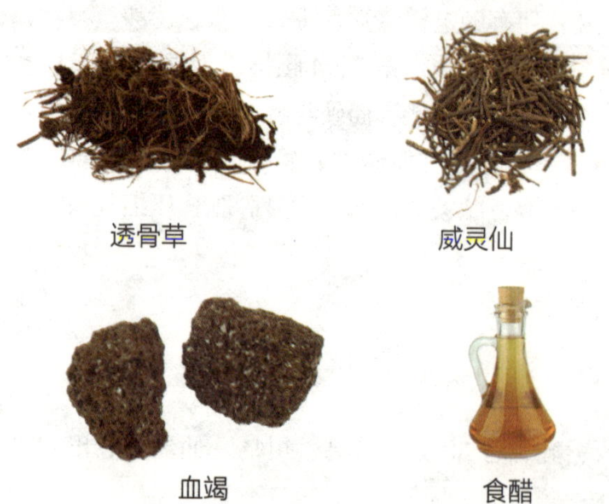

透骨草　威灵仙　血竭　食醋

处方3

组成：当归20克，乳香、川芎、没药、栀子各15克。

用法：将上述药物研成细末，将药放在白纸上，药粉面积根据足跟大小而定，药粉厚约0.5厘米，放在热水杯上加温加压后，使药粉呈现片状，放置于患者足跟或者装入布袋内置于患处后，穿好袜子即可。

适应症：跟骨骨刺。

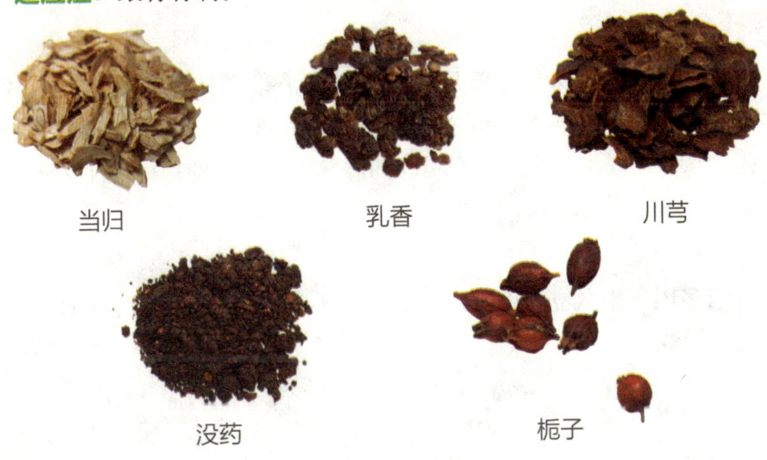

当归　乳香　川芎　没药　栀子

处方4

组成：独头大蒜3头，葱白1段，萝卜1片。

用法：将上述药物捣成糊状，摊于布上，敷在患处，2小时后除去，每2天用1次药。

适应症：骨质增生。

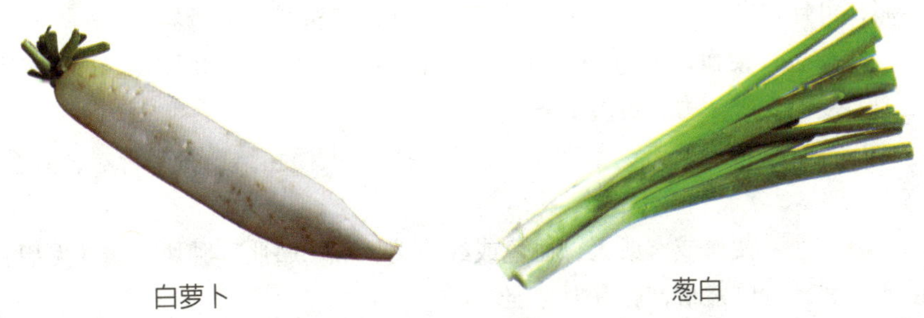

白萝卜　葱白

痔疮

概述

痔疮是一种成年人群中常见的肛肠疾病，有“十人九痔”之说，痔疮又名痔核、痔病、痔疾等。痔疮是由于肛门直肠底部及肛黏膜的静脉丛发生曲张，从而形成了一个或多个柔软的静脉团所造成的一种慢性疾病。

病因

痔疮多因久坐久立、负重远行、饮食不节、妊娠多产、泄痢日久、长期便秘等所致。

临床症状

热毒型：肛门剧痛肿胀，痔核紫暗坏死，脓血腥臭，腐肉不脱，排便不利，肛门脱出，伴壮热头痛，汗出口渴，舌质红、苔黄腻，脉洪数、弦数。

血虚型：便血，血色淡，量较多，肛门坠胀或脱出，头晕心悸，手足发麻，面色萎黄，舌质淡白，少苔，脉细软而数。

湿热型：症状表现为便血，血色晦暗，量较多，肛门肿胀，糜烂滋水，疼痛，可伴发热，头痛，大便黏滞，舌质红，苔黄腻，脉滑数。

气虚型：便血，血色淡，肛门潮湿有黏液，便后肿物脱出，可伴身困乏力，瘦弱，脉无力，舌淡少苔。

燥热型：便血鲜红，量较多，肛门肿痛，大便秘结，口干舌红，脉数有力。

瘀结型：便血或有或无，血色或红或暗，肛门坠胀，肿块紫暗或发黑，排便不利，舌质紫暗，脉有力见涩。

贴敷处方

处方1

组成： 芒硝 30 克，猪胆汁适量，冰片 10 克。

用法： 将芒硝、冰片 2 味药共研成细末，以猪胆汁调匀成糊状（若痔疮表面有溃疡，或分泌物多者可加 10 克白矾）备用。外敷在痔疮处，以纱布绵垫覆盖，胶布固定。每日早、晚各敷 1 次。

适应症： 痔疮发炎肿痛。

芒硝　　冰片

处方2

组成： 芒硝 30 克，白矾 10 克，龙脑片 3 克。

用法： 将上述药物用 1000 毫升开水溶化，趁热用药棉适量蘸敷，每次敷 20~30 分钟。

适应症： 痔疮。

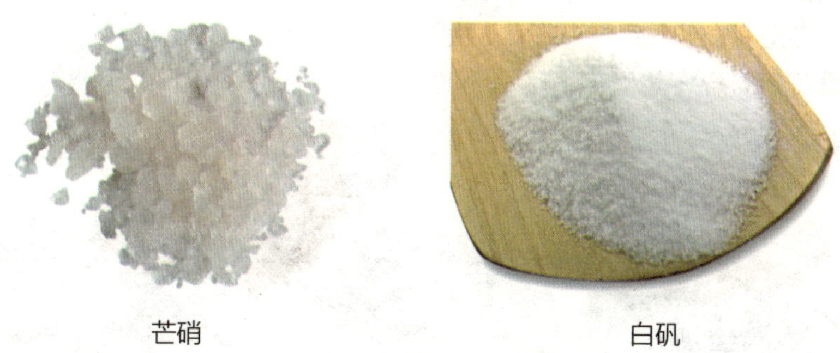

芒硝　　白矾

处方3

组成： 仙鹤草、龙骨、儿茶各 60 克，血竭 20 克，乳香、黄连、没药、冰片各 18 克。

用法： 上述药物共研成细末备用。取 50 克药粉，用植物油或液状石蜡 50 毫升，凡士林 120 克，配置成药膏。用时棉球蘸上药膏适量，塞入肛门，便后换 1 次药。每日早、晚各 1 次。

适应症： 痔疮出血。

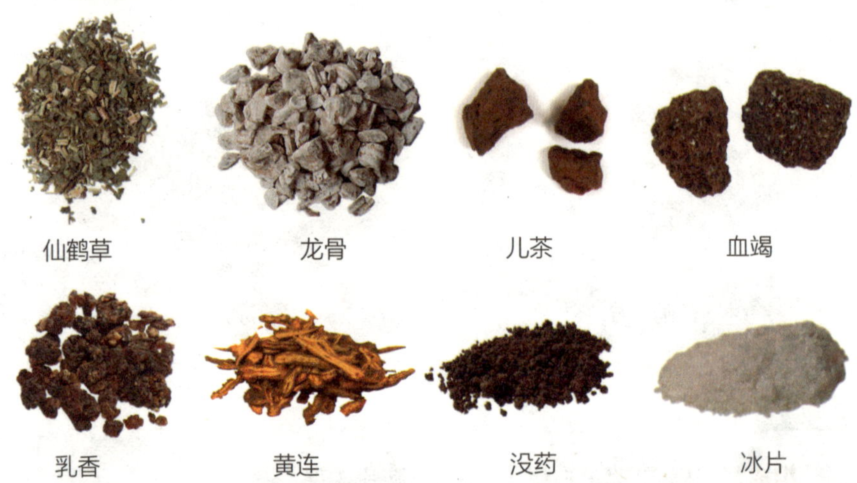

仙鹤草　龙骨　儿茶　血竭

乳香　黄连　没药　冰片

处方4

组成： 老丝瓜 1 根，雄黄、石灰各 15 克。

用法： 将老丝瓜煅烧成灰，石灰、雄黄研成细末，加猪胆汁、鸡蛋清及香油各适量，调敷患处，每日 2 次。

适应症： 痔疮。

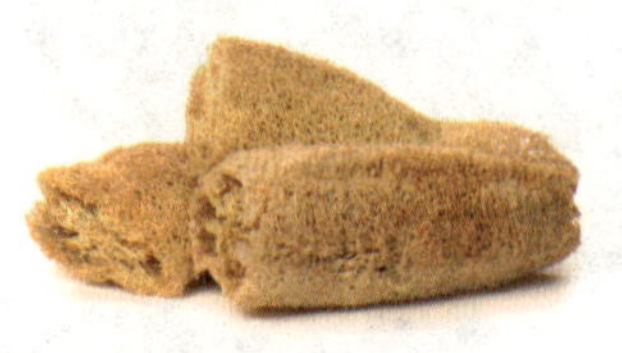

老丝瓜

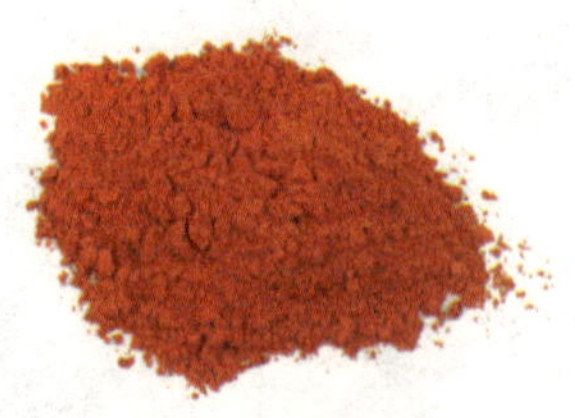

雄黄

烧烫伤

概述

烧烫伤是临床常见病，是指烈火、沸水、火焰、滚油、电灼、强酸等对人体造成的急性损伤。

病因

一般是由于人体接近沸水、热油、热蒸气、烈火等引起的伤害。

临床症状

1 度烧烫伤：只伤及表皮层，受伤的皮肤发红、肿胀，患者自觉伤处灼痛，但无水疱出现。

2 度烧烫伤：伤及真皮层，伤处局部红肿、发热，疼痛难忍，有明显水疱。

3 度烧烫伤：全层皮肤包括皮肤下面的脂肪、骨骼和肌肉都受到伤害，皮肤焦黑、坏死，此时患者反而感觉疼痛不剧烈，因为许多神经也都一起被损坏了。

贴敷处方

处方1

组成：生大黄末 30 克，鸡蛋适量。

用法：取鸡蛋黄炼油后，调大黄末，和匀，涂于患处，1 日 1 次。

适应症：烧烫伤。

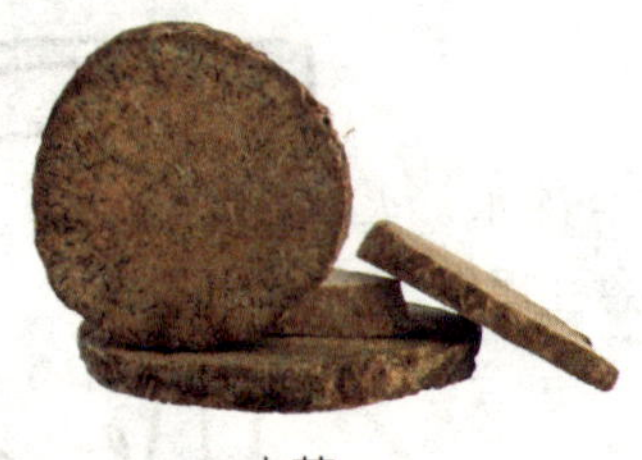
大黄

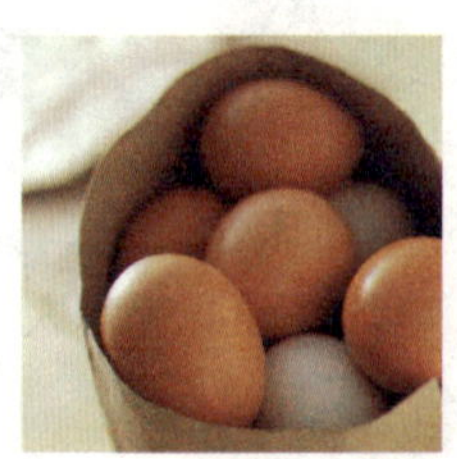
鸡蛋

处方2

组成：黄连 60 克，大黄、黄芩、黄柏、生地榆、寒水石各 150 克，黄蜡 120 克，香油 500 克。

用法：以上药物研末，熬成膏，涂于患处。

适应症：一、二度烧伤。

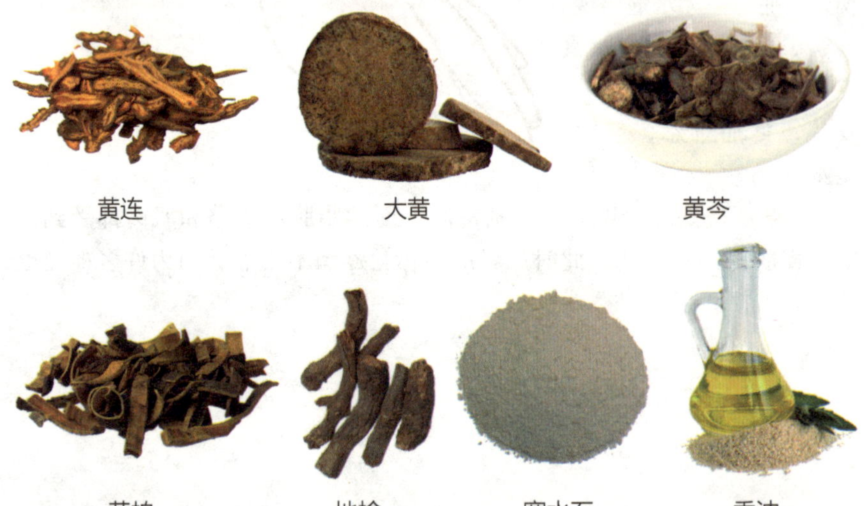
黄连　大黄　黄芩

黄柏　地榆　寒水石　香油

处方3

组成： 地龙 60 克，白糖适量。

用法： 将地龙捣烂，调拌白糖，外敷在患处。

适应症： 烧伤。

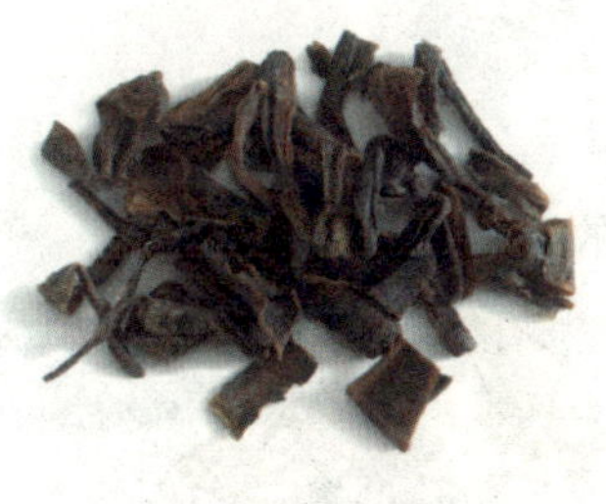

地龙

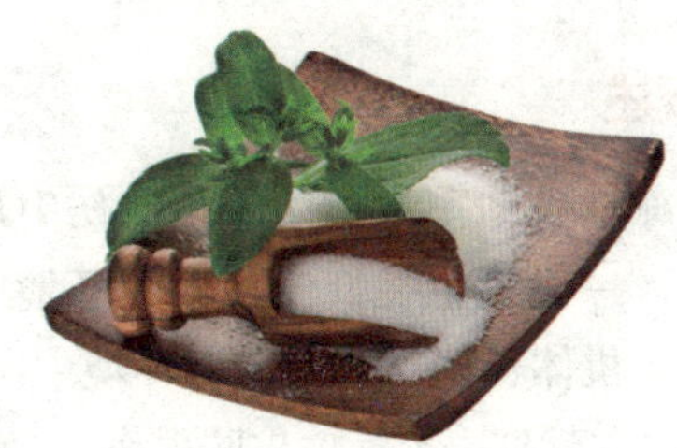

白糖

处方4

组成： 黄连 10 克，地榆 5 克。

用法： 将上述两味药共研为细末，贮藏瓶中备用。凡是烫伤渗出物较多者，撒布药末于患处。结痂后可用菜籽油继续调敷患部。

适应症： 烧伤。

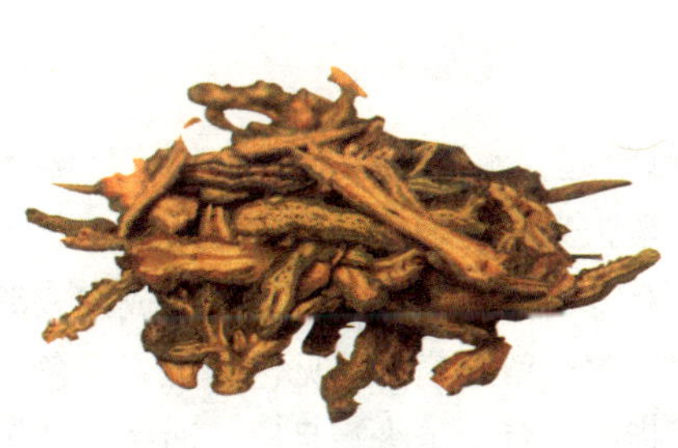

黄连

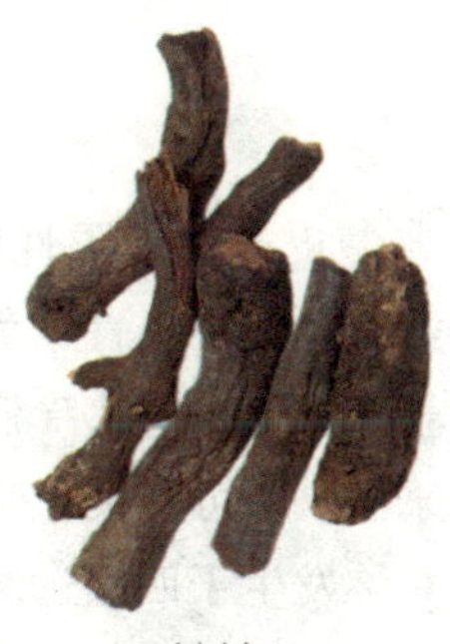

地榆

冻疮

概述

冻疮是冬季常见病，是冻伤中最轻的一类，一般发生在低温和潮湿环境中。它是指机体长期暴露在低温环境中所致的局限性红斑炎症性皮肤损伤。

病因

长期暴露在寒冷环境中，使机体末梢血液循环较差的部位和暴露部位，如手、足、鼻、耳廓、面颊等处出现炎症性斑块或硬结。

临床症状

冻疮典型皮损为局限性暗紫红色隆起，水肿性斑块或硬结，境界不清，边缘鲜红色，中央青紫色，表面紧张光亮，触之冰凉，压之褪色，去压后恢复较慢。冻疮遇热痒痛加重，有时出现水疱，水疱破后形成浅表溃疡，渗出浆液，并可感染化脓。治愈后常遗留瘢痕，可见色素沉着或色素脱失。多对称发生于四肢远端，以手指、手背、足缘、足跟、面颊、耳廓等处多见，亦可单侧发生。冻疮多发生于儿童和青年女性中，以肢端血运不良及手足多汗者多见。

贴敷处方

处方1

组成： 茄子根、血藤、香油各500克，木姜子根、五加皮各50克，辣椒20克。

用法： 将上述药同煎去渣，趁热浸泡患处，1日4次。

适应症： 冻伤。

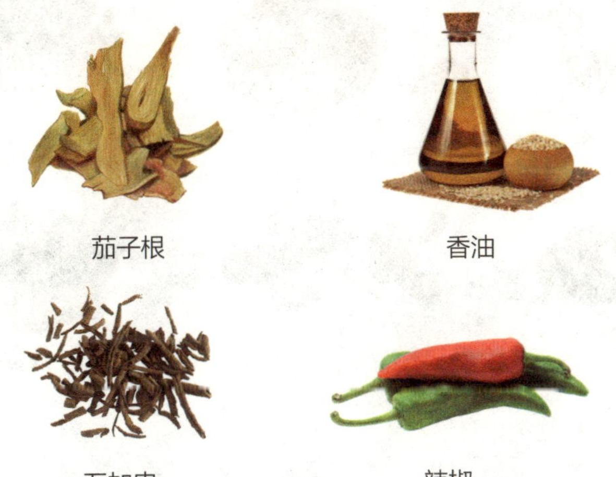

茄子根　香油

五加皮　辣椒

处方2

组成： 煅明矾、干姜（炒黄）各30克，马勃15克。

用法： 将上述药共研成细末备用。先用温开水将患处洗净擦干，再敷上药粉，包上纱布固定，每2日换1次药。

适应症： 冻疮已溃烂者。

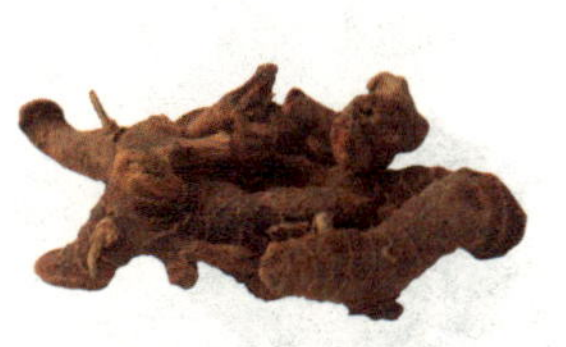

干姜

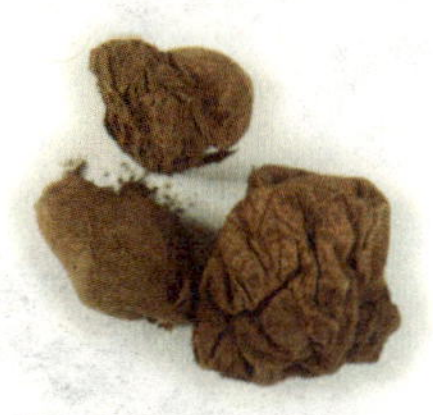

马勃

处方3

组成： 当归、红花、五灵脂、延胡索、干姜、辣椒各 50 克。

用法： 将上述药物研成细末，置于瓶中，加入 75% 乙醇 500 毫升，浸泡 3 天即可使用。使用时，取药液 10 毫升，外搽患处，1 日 1~3 次。

适应症： 耳部、手足冻疮红肿痒疼者。

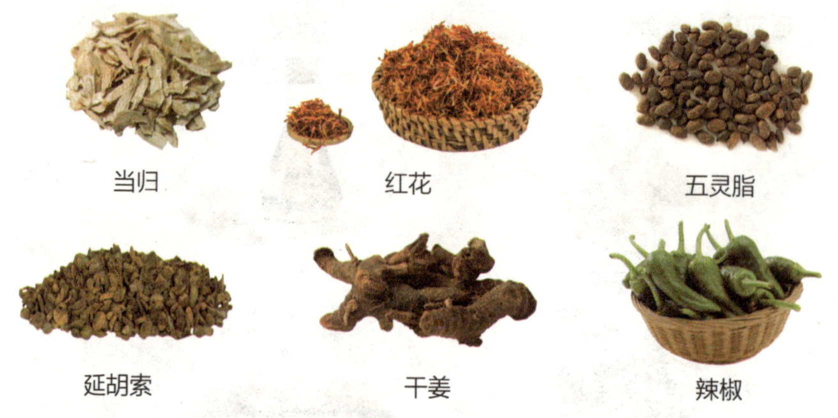

当归　红花　五灵脂

延胡索　干姜　辣椒

处方4

组成： 白芷、防风、花椒、精盐各 9 克，川芎 29 克，水 3000 毫升。

用法： 将上述药切碎，加水煮沸，待温时洗患处，每次 20~30 分钟，每日 2 次。

适应症： 冻疮。

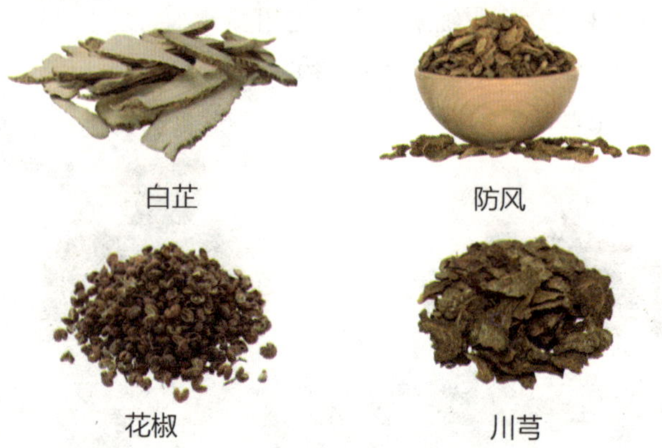

白芷　防风

花椒　川芎

第四章

妇科病症的贴敷疗法

痛经

概述

痛经是一种妇科常见和多发病，尤其是青年妇女中更为普遍。本病是指女性在经期或行经前后，周期性发生下腹部疼痛、冷痛、灼痛、刺痛等症状的病证。

病因

痛经分为原发性和继发性两种，原发性痛经是指生殖器官没有器质性病变的痛经，继发性痛经是指由于盆腔器质性疾病所引起的痛经。此病多由于情志郁结、气机不畅、或寒凝胞宫，气血运行失畅而引发。

临床症状

气滞血瘀：症状表现为经前或经期小腹胀痛，拒按，经行不畅、经血量少，经色紫暗有块，块下痛减；伴乳房胀痛，胸闷不舒；舌质紫暗或有瘀点，脉弦。

寒凝血瘀：症状表现为经前或经期小腹冷痛，拒按，得热痛减；或月经推后，量少，色暗有块；伴面色青白，手足欠温，肢冷畏寒；舌暗苔白，脉沉紧。

湿热瘀结：常见为经前或经期小腹疼痛或胀痛，拒按，有灼热感，或痛连腰骶，或平时小腹疼痛，经前加剧；经量多或经期延长，经色暗红，质稠或夹较多黏液；平时带下量多，色黄，质稠，有臭味；或舌质红，苔黄腻，脉滑数或弦数。

气血虚弱：症见经期或经后小腹隐痛，喜按；或小腹及阴部空坠不适；月经量少，色淡，质清稀；面色无华，神疲乏力，头晕心悸；舌质淡，脉细无力。

肝肾不足： 经期或经后小腹绵绵作痛，伴随腰骶酸痛；经色暗淡，量少薄；头晕耳鸣，面色晦暗，健忘失眠；舌质淡红，苔薄，脉沉细。

● 贴敷处方

处方1

组成： 肉桂、白芍、红花、川芎、干姜各6克，附子3克，全当归9克。

用法： 将上述药物研成细末，贮瓶密封备用。月经前取药末15~20克填入患者脐孔，外以橡皮膏或暖脐膏贴紧固定。每日换1次药，通常用药2~3次即可见效。

适应症： 寒凝血瘀型痛经。

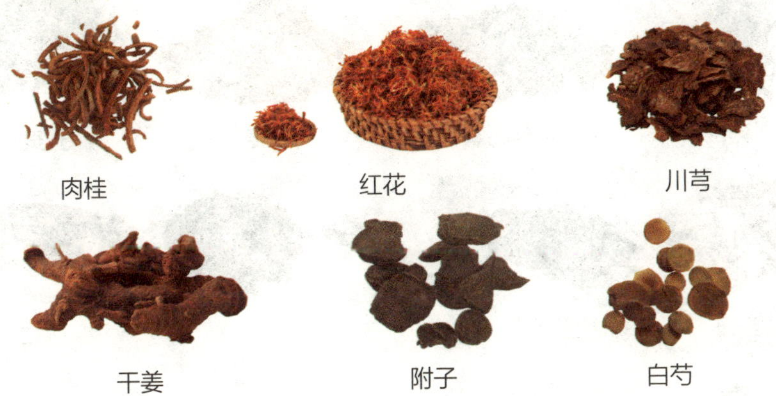

肉桂 红花 川芎

干姜 附子 白芍

处方2

组成： 乳香、没药各15克。

用法： 将上述两味药共研为细末备用。月经前取5克药末，用黄酒调成饼状，制成硬币大小，贴于脐上，胶布固定。每日换1次药，直至痊愈。

适应症： 痛经。

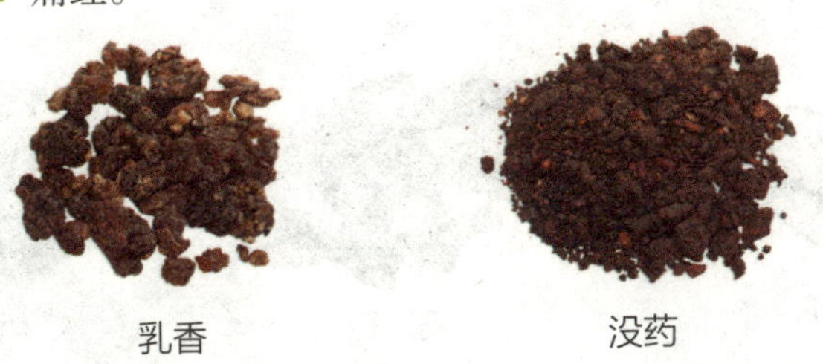

乳香 没药

处方3

组成：肉桂、地姜、延胡索、生蒲黄、五灵脂各12克，当归、香附、赤芍、川芎、桃仁各10克，琥珀末3克。

用法：将上述药物共研成细末，贮瓶备用。经前2日取适量药末，以60度白酒调成1厘米厚的药饼，贴敷在神阙穴，以纱布覆盖，胶布固定。冬季每日换药1次，夏季每日换药2次，连续用药5~6日，连续3个月经周期为1个疗程。

适应症：痛经。

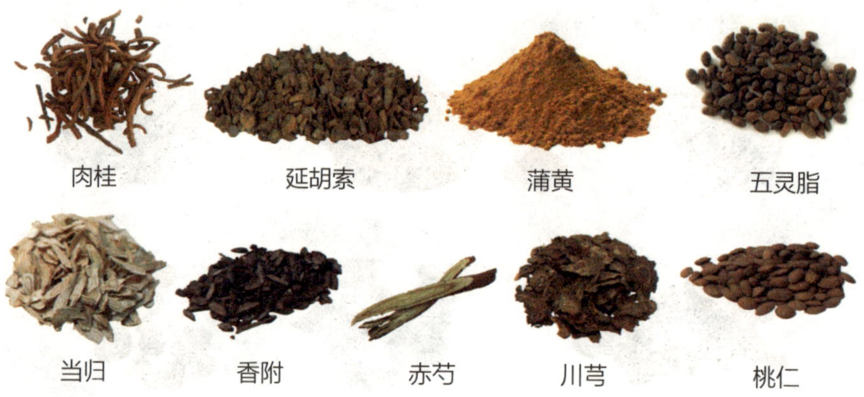

肉桂　延胡索　蒲黄　五灵脂

当归　香附　赤芍　川芎　桃仁

处方4

组成：香白芷、石菖蒲各30克，公丁香10克，食盐500克。

用法：将香白芷、石菖蒲、公丁香共研为细末，先把食盐炒得极其热，再加入药末搅拌片刻，装入袋中熨脐及痛处，盖被静卧片刻即可见效。如果1次不愈，可再炒再熨数次，直至病愈。

适应症：痛经。

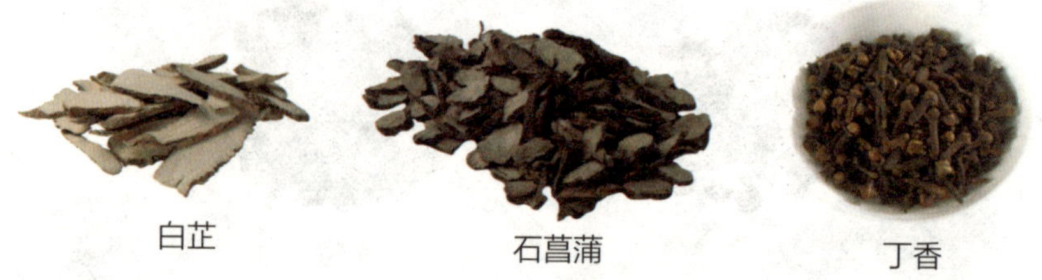

白芷　石菖蒲　丁香

月经不调

概述

月经不调是一种常见的妇科疾病，是指月经的周期、经期、经量、经色、经质等方面出现异常现象，如月经提前、滞后、先后不定期、月经期延长、经量过多、经量过少等，都属月经不调。

病因

月经不调的病因复杂，子宫出血、子宫肌瘤、内分泌疾病、流产、宫外孕、生殖系统感染等均可能引起月经失调，另外月经不调也会受到个人情志的影响。

临床症状

月经先期：月经先期又称“经早”，多表现为月经来潮提前或1月行经两次，经色鲜红或紫，多伴烦热，口干等热象。

月经后期：月经后期又称“经迟”，属虚寒者居多，症见月经推迟来潮，经色淡晦，经量偏少，多畏寒喜暖。月经可推迟7日以上，甚至40~50日才有1次来潮。

月经先后无定期：月经先后无定期又称“经乱”，症见月经周期无规律，经量或多或少，经色或紫或淡，多伴肝郁、肾虚之症。

月经过多：月经过多常由气虚、血热或劳伤所致，症见月经量多或经行时间过长，甚至出现崩漏。

贴敷处方

处方1

组成： 当归 9 克，白芍、肉桂、红花、干姜、川芎各 6 克，鹿茸 3 克，醋适量。

用法： 将上述药物除醋外共研成细末，贮瓶备用。治疗时取适量药末，加醋调成糊状，敷在脐中，以纱布覆盖，胶布固定。每 2 日换 1 次药，10 次为 1 个疗程。

适应症： 月经不调。

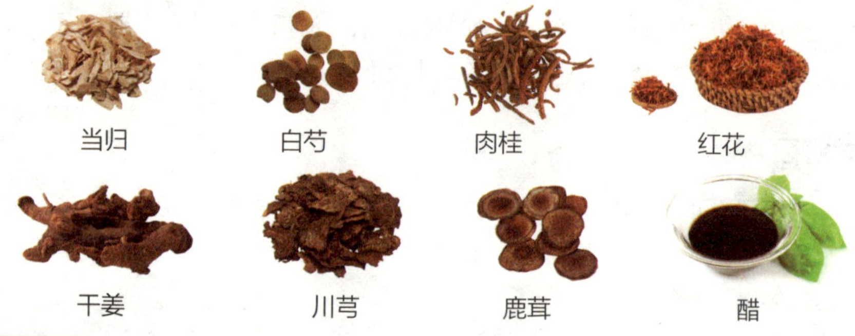

处方2

组成： 白芍、丹参、乳扇、没药、川牛膝、山楂、木香、红花各等分（按需酌量准备），冰片 5 克，姜汁或黄酒适量。

用法： 除冰片外，将上述药物混合后共研成粉末，贮藏密封备用。用时取 10~15 克药末加 1.2 克冰片研粉，以姜汁（或黄酒）调制成糊状，敷在脐中，胶布贴严，每 2 天换 1 次药，10 次为 1 个疗程。

适应症： 月经不调。

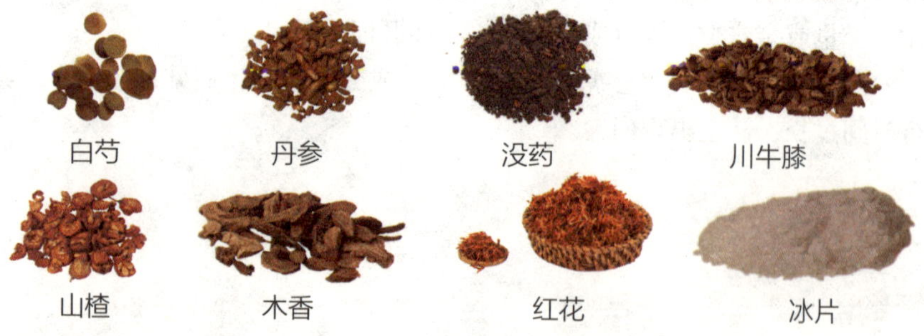

处方3

组成： 炮姜10克、山楂20克，延胡索6克，黄酒适量。

用法： 将上述药物共研为细末，贮藏瓶内。用时取药末6克，以黄酒调成糊状，敷在脐部，以纱布覆盖，胶布固定，每日1次，7~10日为1个疗程。

适应症： 月经不调。

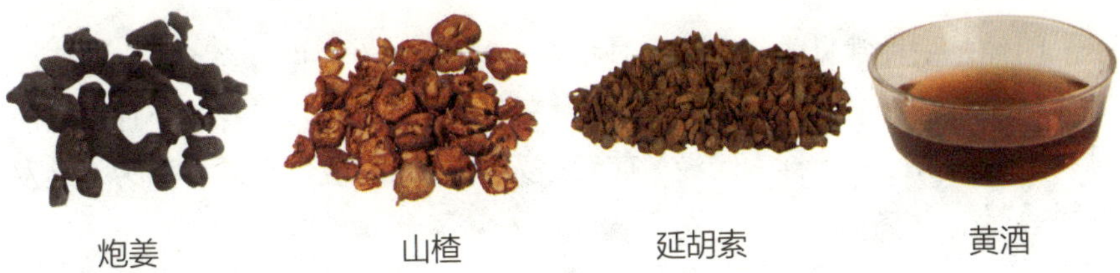

炮姜　山楂　延胡索　黄酒

处方4

组成： 当归9克，白芍、肉桂心、红花、川芎、干姜各6克，鹿茸3克。

用法： 将上述药物共研为细末，贮瓶密封备用。用时取药末3~5克，填纳于脐孔内，外用膏药贴在脐孔上，再以胶布固定。7日换药1次，3次为1个疗程。

适应症： 月经不调，月经先期、后期、或先后不定期。

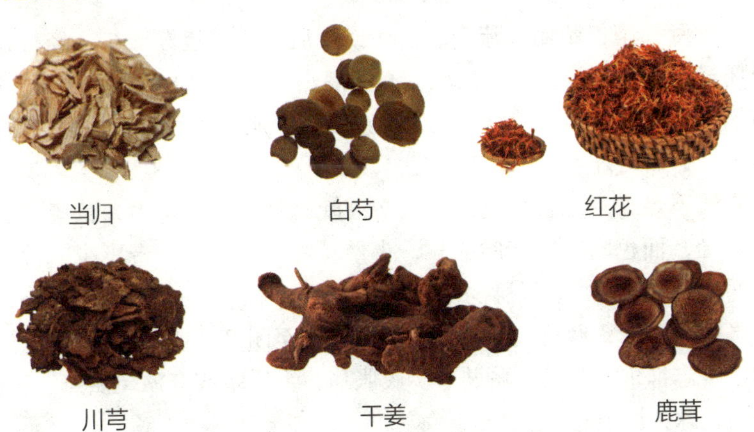

当归　白芍　红花

川芎　干姜　鹿茸

闭经

概述

闭经是一种常见的妇科病，是指女子年逾 18 岁未见月经来潮，或行经之后至正常绝经之前的这个阶段，除妊娠、哺乳期外，出现 3 个月以上的月经闭止的情况，统称为闭经。前者称为“原发性闭经”，后者称为“继发性闭经”。

病因

中医认为，本病是由肝肾不足，精血两亏，或气血虚弱，血海空虚，无血可下，或气滞血瘀，痰湿阻滞，冲任不通，经血不得下行而致。

临床症状

气血虚弱型：月经逐渐后延，经量渐减，色淡质稀，继而停闭，头晕眼花，心悸失眠，倦息乏力，气短懒言，毛发少泽，舌质淡、苔薄白，脉细弱。

肝肾亏损型：堕胎、流产、久病或产后，经量逐渐减少，经行延后，甚至闭经，头晕目涩，腰膝酸软，心烦潮热，带下量少，阴部干涩，甚则形体消瘦，毛发脱落，性欲淡漠，面色萎黄，肌肤不润，舌质淡、苔薄白或薄黄，脉细无力。

肾气不足型：原发性闭经，或初潮晚，月经错后量少，色淡暗质稀，渐至闭经，面色晦暗，腰膝酸软，头晕耳鸣，夜尿频，带下少，舌质淡、苔薄润，脉沉细无力、尺脉弱。

气滞血瘀型：经行先后不定，量少，渐至闭经，或暴怒之后骤然经闭不行，情志抑郁，乳房、胸胁、少腹胀痛，舌质暗或有瘀斑瘀点、苔薄黄或薄白，脉弦涩。

痰湿阻滞型：经期延后，经量渐少而至停闭，神疲倦怠，胸脘满闷，食少痰多，带下量多，色白质稠，形体渐胖，舌质淡胖、苔白腻，脉滑。

● 贴敷处方

处方1

组成：小茴香、吴茱萸各 20 克，干姜、肉桂各 10 克，益母草膏适量。

用法：除益母草膏外，将上述药物共研成细末，用益母草膏调成糊状，贴在关元、中极、天枢、三阴交、肾俞穴上，以纱布和胶布固定。每日 1 次，10 次为 1 个疗程。

适应症：闭经。

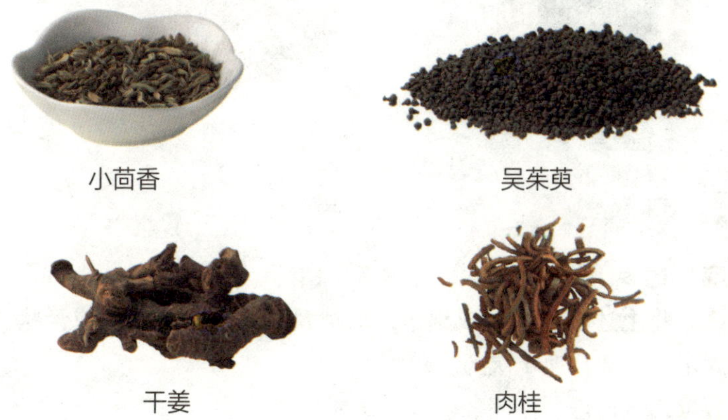

小茴香　吴茱萸　干姜　肉桂

处方2

组成：生姜 15 克，鲜山楂 10 枚，赤芍 3 克。

用法：将上述药物共捣烂如泥，放入锅中炒热熨脐部，每次熨 30 分钟，每大 1 次，连用 3~5 次。

适应症：血瘀型闭经。

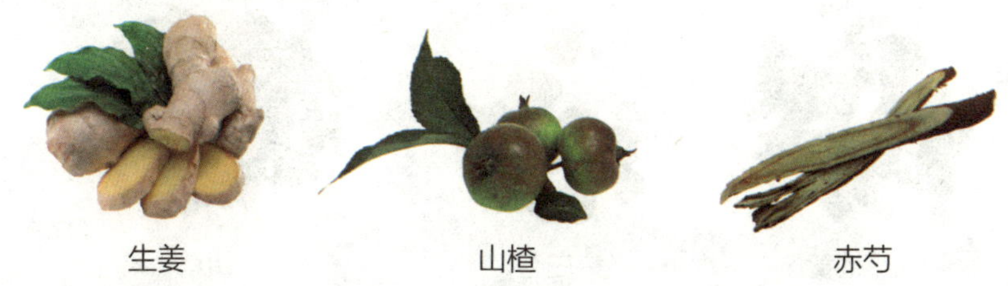

生姜　山楂　赤芍

处方3

组成： 蚕沙 30 克，麝香 0.5 克，黄酒适量。

用法： 先将麝香研末备用，再将蚕沙碾为细末，以适量黄酒调成膏备用。用时先取 0.25 克麝香填入患者脐孔，再取药膏敷贴在脐上，纱布覆盖，胶布固定。2 天换 1 次药，连续敷至病愈为止。

适应症： 闭经不通，原发性闭经或继发性闭经。

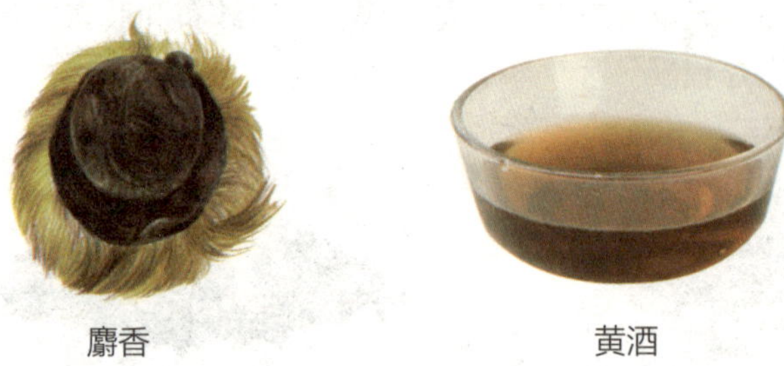

麝香　黄酒

处方4

组成： 党参、当归、白术、熟地黄、白芍、川芎适量。

用法： 将上述药物共研成细末，取适量药末，以黄酒调成膏状，敷在肚脐，固定。每 2 日换 1 次药。

适应症： 气血虚弱型闭经。

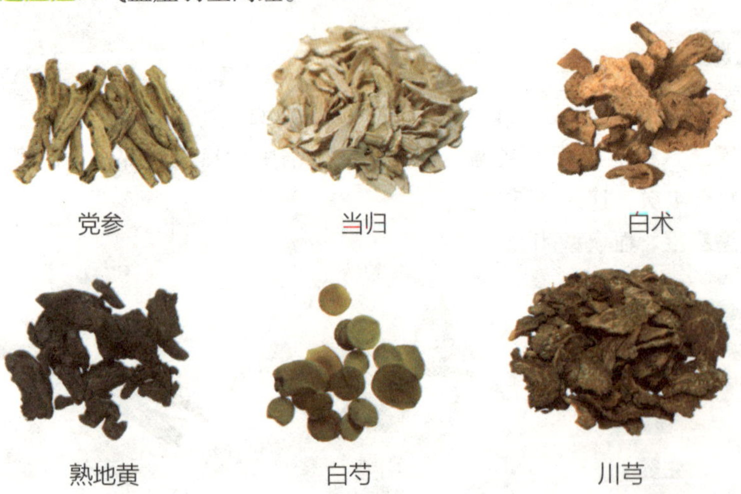

党参　当归　白术

熟地黄　白芍　川芎

阴道炎

概述

阴道炎是妇科门诊常见疾病之一,一般是指阴道黏膜及黏膜下结缔组织的炎症。

病因

当阴道的自然防御功能遭受破坏后，病原体容易侵入，从而导致阴道炎症，临床常见的炎症有滴虫性阴道炎、细菌性阴道炎、霉菌性阴道炎、老年性阴道炎等。

临床症状

阴道炎的临床症状通常表现为阴道异常分泌物增多，呈稀薄均质状或稀糊状，为灰白色、灰黄色或乳黄色；分泌物带有特殊的鱼腥臭味，由于碱性前列腺液可造成胺类释放，故表现为性交时或性交后臭味加重；月经期阴道酸碱值升高，故经期时或经期后臭味也可加重；患者外阴有不适感，包括不同程度的外阴瘙痒，一般无明显时间性，但在休息状态及心情紧张状态下，痒感更加明显，且有不同程度的外阴灼热感；有的患者出现性交痛，极少数患者出现下腹疼痛，性交困难及排尿异常感；阴道黏膜上皮在发病时无明显充血表现。

贴敷处方

处方1

组成：苍术、半夏、附子、干姜、官桂、灶心土、陈壁土、贯众、鸡冠花各 20 克。

用法：将上述药物共研成细末，系缚在患者脐腹部，每日换 1 次药。

适应症：阴道炎。

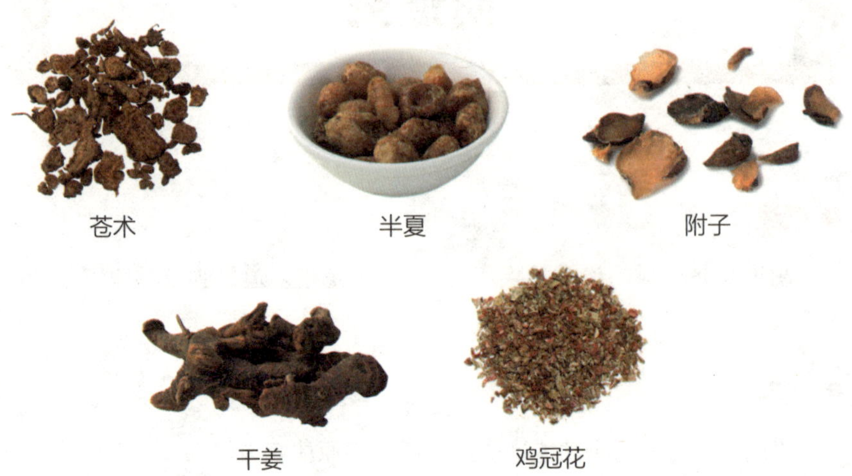

苍术　半夏　附子

干姜　鸡冠花

处方2

组成：党参、白术、补骨脂各 10 克，炮姜、炮附子各 9 克，甘草 3 克，米醋适量。

用法：将上述药物共研成细末，以适量米醋炒热，装布袋内敷于肚脐，冷后再炒再敷。每日 1 次，每次 30 分钟，7 日为 1 个疗程。

适应症：阴道炎。

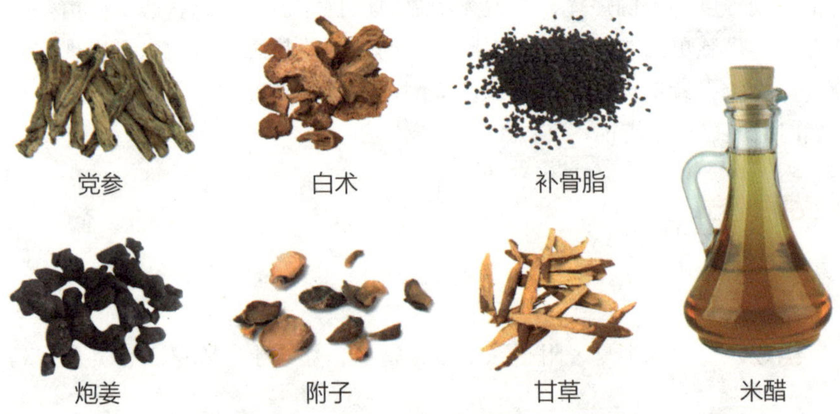

党参　白术　补骨脂

炮姜　附子　甘草　米醋

处方3

组成：马鞭草、紫花地丁各30克。

用法：将上述药物加水煎煮，滤汁，倒入盆中，先熏后洗，然后坐浴15分钟，每日2次，一般3日即愈。

适应症：真菌性阴道炎。

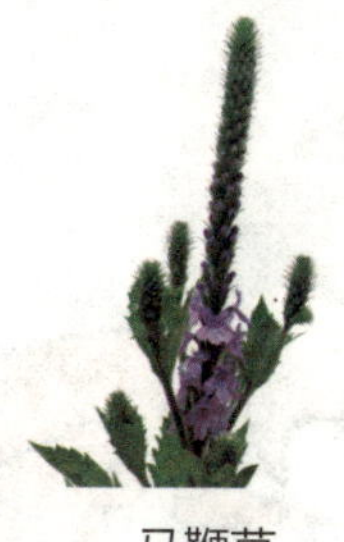

马鞭草

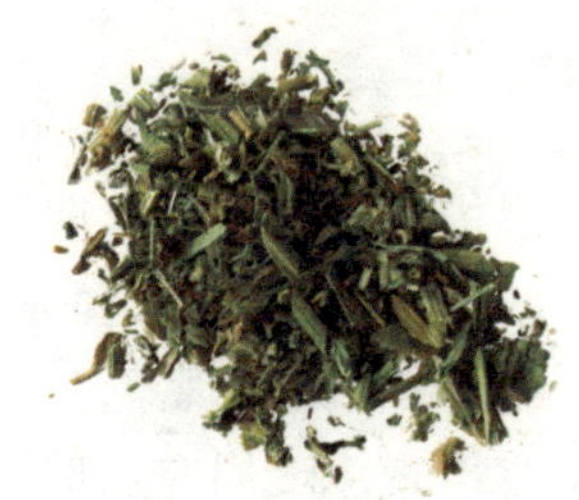

紫花地丁

处方4

组成：苦参70克，蛇床子10克，柳树叶、桃树叶、贯众各50克。（以上为1人1个疗程量）。

用法：将以上5味药加水300毫升，煎煮2次，过滤去渣，将滤液浓缩至80毫升，做14个大棉球，用线扎紧，留线10~15厘米，高压消毒后浸入上述浓缩液中饱吸，即得。每晚用1%高锰酸钾水清洗外阴后，取药栓1枚送入阴道内，次日清晨取出，连用14天为1个疗程。

适应症：阴道滴虫病。

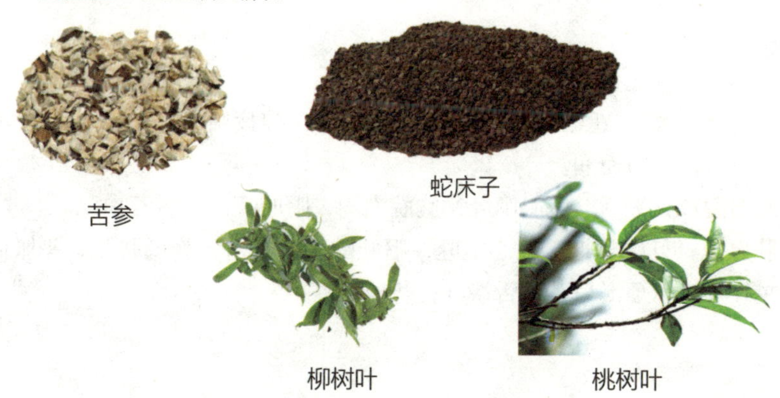

苦参　蛇床子　柳树叶　桃树叶

妊娠呕吐

概述

妊娠呕吐是指妇女在妊娠早期，出现晨吐、恶心、呕吐、头晕厌食等症状。这是一种正常的妊娠现象，一般在妊娠6周时出现，12周左右时就会自行好转并消失。少数孕妇在妊娠早期，会频繁出现剧烈的恶心呕吐，呕吐持续存在，并进行性加重，影响孕妇正常的生活和工作，甚至危及孕妇生命。

病因

妊娠呕吐多由于女性怀孕后，体内荷尔蒙增加，从而引发；怀孕期间，孕妇体内会分泌大量黄体素，这种激素会影响胃肠道平滑肌的蠕动，造成消化不良，从而使孕妇出现呕吐、反酸水等症状。

临床症状

脾胃虚弱型：妊娠早期，恶心呕吐不食，神疲嗜睡，口淡或呕吐清涎，舌淡，苔薄白而润。

痰湿型：妊娠后，恶心呕吐，胸脘满闷，呕吐痰涎，舌苔白腻。

肝火型：妊娠早期，恶心呕吐，呕吐酸水、苦水，胸闷胁胀，头胀而晕，嗳气叹息，烦渴口苦，舌淡红，苔微黄。

贴敷处方

处方1

组成： 半夏 20 克，丁香 15 克，生姜 30 克。

用法： 先将半夏和丁香共研成细末，再加生姜加水煎成浓汁。取适量药粉加姜汁调成糊状，敷在脐部，胶布固定。每日 1 次，1~3 日即可痊愈。

适应症： 妊娠呕吐。

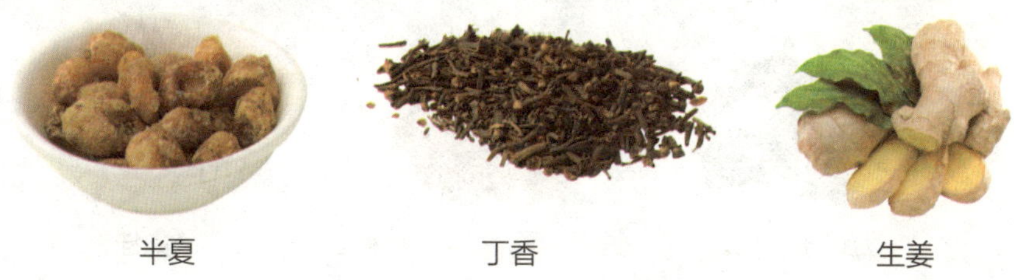

半夏　丁香　生姜

处方2

组成： 半夏 15 克，砂仁、豆蔻各 3 克，生姜适量。

用法： 将生姜榨成生姜汁 1 小杯备用。将半夏、砂仁、豆蔻碾成细末，以姜汁调成稠糊备用。先用生姜片擦患者神阙穴至发热，再取药糊涂敷在神阙穴上，纱布覆盖，胶布固定，干后再涂，疗效较好。

适应症： 痰湿型妊娠恶阻。

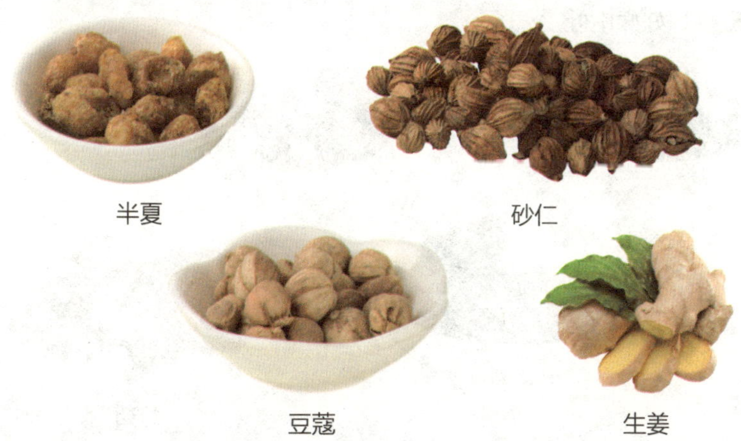

半夏　砂仁

豆蔻　生姜

处方3

组成： 五倍子、雄黄各30克，枯矾15克，葱头5个，肉桂3克，公丁香2克，酒适量。

用法： 将上述药研成细末，加适量酒调和，制成软硬适度的药饼备用。取一个药饼贴在患者脐上，再用艾绒隔药悬灸15~20分钟，纱布覆盖，胶布固定。每天换1次药，直到病愈。

适应症： 妊娠恶阻，呕吐不止。

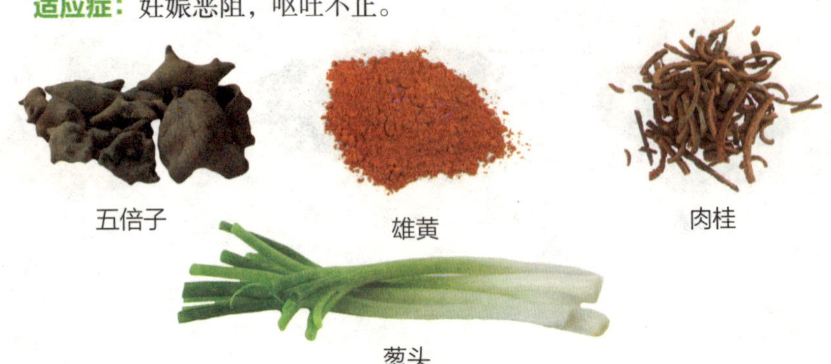
五倍子　雄黄　肉桂　葱头

处方4

组成： 黄芩、半夏、苏叶各3克，竹茹适量。

用法： 将黄芩、半夏、苏叶共研成细末，竹茹煎汁调成药末敷在脐部，胶布固定，每日换1次药，连用3天。

适应症： 妊娠呕吐。

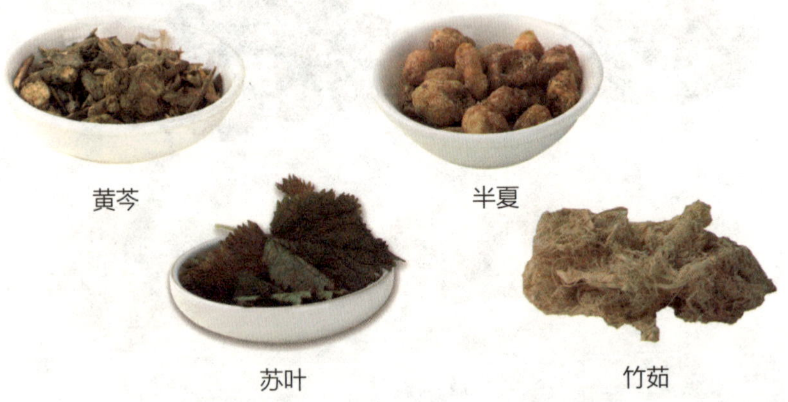
黄芩　半夏　苏叶　竹茹

第五章

儿科病症的贴敷疗法

新生儿黄疸

概述

新生儿黄疸是新生儿中很常见的一种疾病，指新生儿期（自胎儿娩出脐带结扎至生后 28 天），由于胆红素在体内积聚而导致血中胆红素水平升高，出现以皮肤、黏膜及巩膜黄染为特征的病症。

病因

一般认为，新生儿黄疸是由新生儿的肝脏功能发育不完善，胆红素代谢异常，血中的胆红素浓度升高等原因导致的一种疾病。

临床症状

本病分为生理性黄疸和病理性黄疸，足月儿生理性黄疸在出生后 2~3 天出现，4~5 天达到高峰，5~7 天时消退，一般无其他临床症状。若生后 24 小时即出现黄疸，2~3 周仍不退，甚至继续加深加重，或消退后复现，或生后 2 周后才开始出现黄疸，均为病理性黄疸。

贴敷处方

处方1

组成：丁香 12 克，茵陈 50 克。

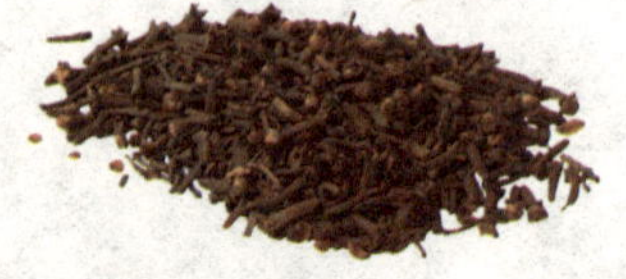
丁香

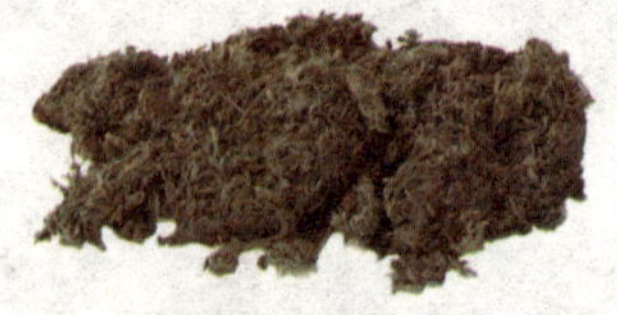
茵陈

用法： 以上两味药煎汤取汁，擦胸前、四肢。每日 1~2 次，10 天为 1 个疗程。

适应症： 新生儿黄疸。

处方2

组成： 大黄、黄柏、栀子各等份，蜂蜜水适量。

用法： 将以上药物研成细末，装瓶备用。用时取 30 克药末，加蜂蜜水调成膏状，贴在期门穴。每日 1 次，每次 6 小时。30 次为 1 个疗程。

适应症： 新生儿黄疸。

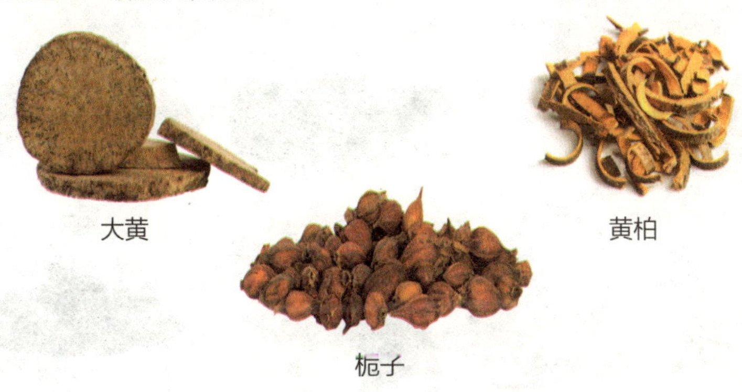

大黄　黄柏　栀子

处方3

组成： 砂仁 30 克，白糖 50 克，鲫鱼 1 条，白矾 10 克。

用法： 砂仁与白糖、白矾、鲫鱼共捣烂，纱布裹之，贴敷于脐及至阳穴，外盖纱布，胶布固定，每日 1 次。

适应症： 新生儿黄疸。

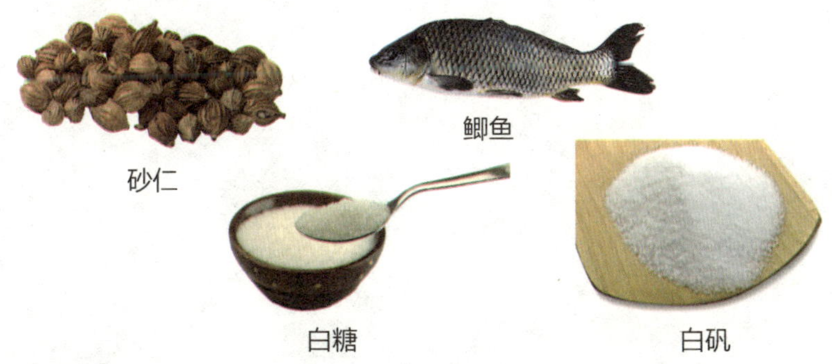

砂仁　鲫鱼　白糖　白矾

处方4

组成：大黄、芒硝、茵陈、栀子各30克，杏仁18克，常山、鳖甲、巴豆霜各12克，豆豉50克。

用法：将上述药物浓煎取汁，装瓶备用。用纱布或棉花蘸取药汁，涂擦在脐部，炒热药渣，敷在脐部。每日2次，每剂药可用1次，10天为1疗程。

适应症：新生儿黄疸。

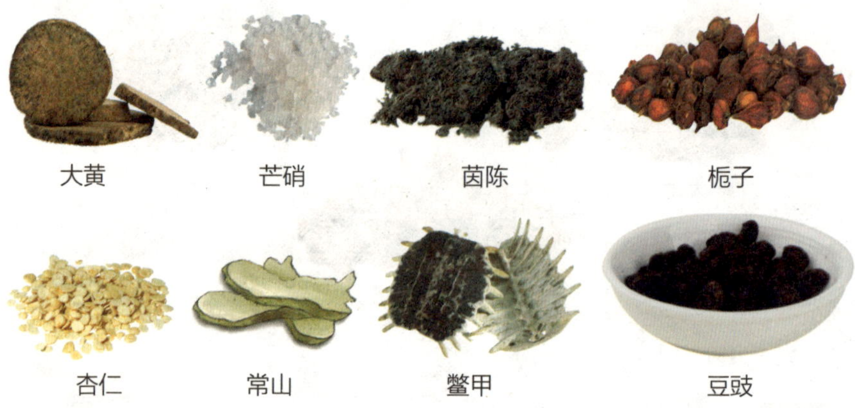
大黄　芒硝　茵陈　栀子
杏仁　常山　鳖甲　豆豉

小儿发热

概述

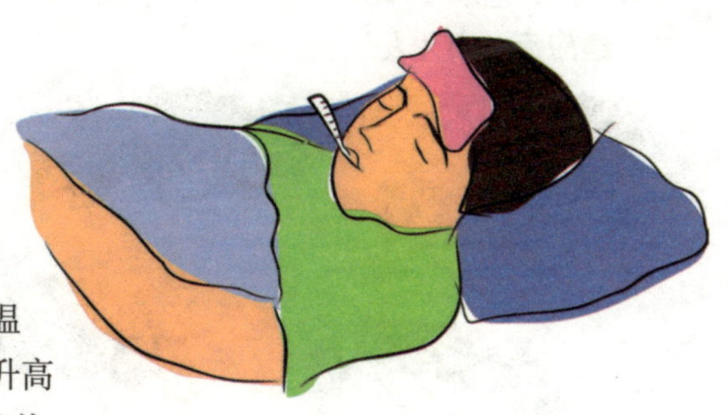

小儿发热是儿科常见的症状之一，是指小儿体温超过正常范围高限的一种现象。小儿正常体温常以腋温 36~37℃为标准，若腋温超过 37.4℃，且 1 日间体温升高超过 1℃以上，则可认为是发热。

病因

短期发热多数是由感染引起的，一般预后良好，但发热也可能是危重患儿的早期表现，尤其是面色苍白、精神萎靡、嗜睡等症状较重的小儿。

临床症状

表证发热：临床症状表现为风热发热，发热有汗、流鼻涕、咳嗽、咽喉肿痛、头痛、口干唇红、舌红苔薄黄、脉弦数；风寒发热，发热无汗、鼻流清涕、恶寒头痛、舌红淡白，脉浮紧；

暑热发热：壮热心烦、蒸蒸有汗、口渴引饮、小便短赤、面赤唇红、舌红苔白，脉浮洪数；

湿热发热：日晡发热，身热不扬，流涕咳嗽，胸闷不饥，小便短赤，唇舌色红，苔黄厚腻，脉濡数。

里证发热：症状表现为食积发热、明腑实证发热、气血二燔发热、热入营血发热。

表里同病发热：症状表现为三阳合病发热和表寒里热发热。

贴敷处方

处方1

组成： 板蓝根、青蒿、大青叶、千里光、野菊花各100克，细辛、苏叶、麻黄、荆芥各30克。

用法： 将上述药物水煎取汁，放入浴盆中清洗患者全身。每日2~3次，每日1剂，连续2~3天。

适应症： 小儿发热。

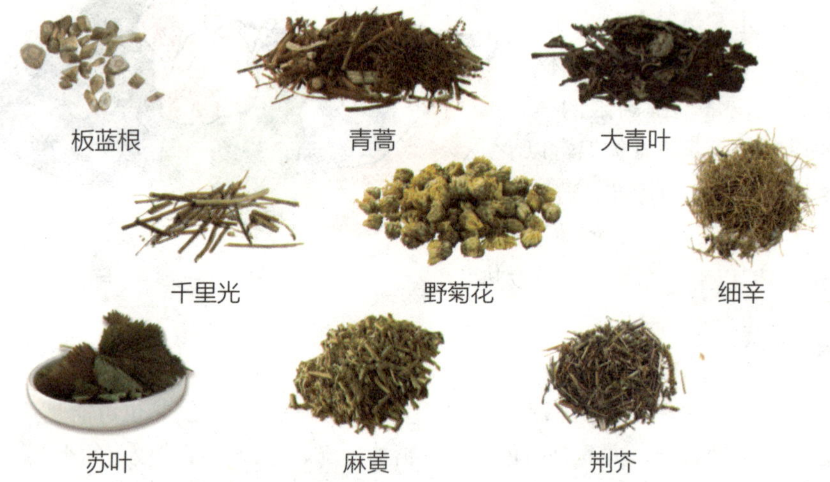

板蓝根　青蒿　大青叶　千里光　野菊花　细辛　苏叶　麻黄　荆芥

处方2

组成： 吴茱萸，山栀子各20克。

用法： 将吴茱萸和山栀子共研成细末，以食醋调为糊状，敷在足心涌泉穴，以纱布包扎固定。每4小时换1次药，连续2~3天。

适应症： 小儿发热。

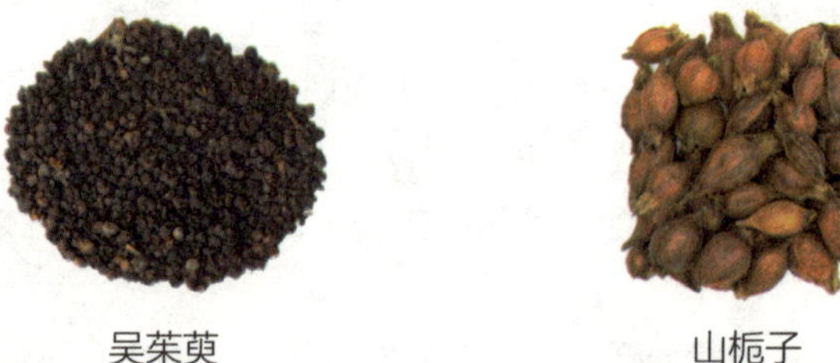

吴茱萸　山栀子

处方3

组成：青蒿、燕子泥、生石膏各 50 克，滑石粉 30 克，茶叶、冰片各 20 克。

用法：将以上药物共研成细末，加适量鸡蛋清和甘油，敷在肚脐上，纱布覆盖，胶布固定。干则滴适量甘油来保持药膏湿度。

适应症：小儿高热。

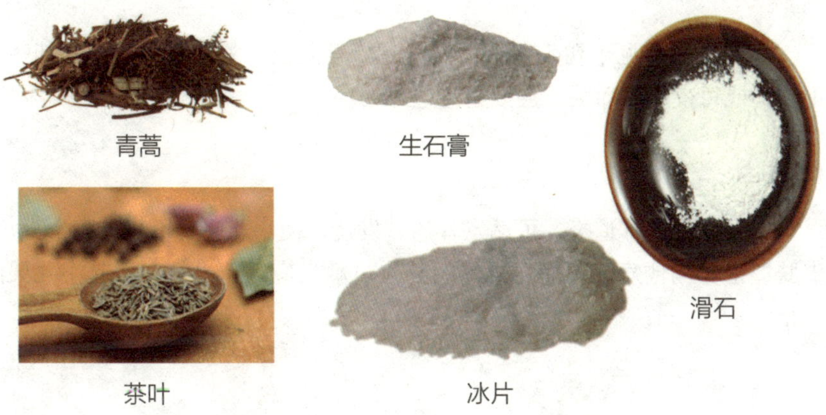

青蒿　生石膏　滑石　茶叶　冰片

处方4

组成：地龙 3~5 条，田螺肉 7 个，雄黄 5 克，燕子窝泥适量。

用法：将以上药材共捣烂，加入 2 个鸡蛋清，适量麻油拌匀，做成 2 个饼，分别敷在前额与心窝部，热退则去药。

适应症：小儿高热。

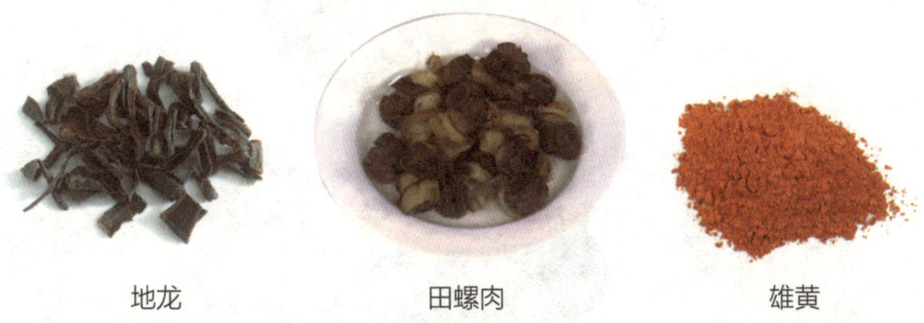

地龙　田螺肉　雄黄

小儿夜啼

● 概述

小儿夜啼多见于初生婴儿，夜啼是指婴儿白天安静如常，入夜却啼哭不安，或每夜定时啼哭，甚至通宵达旦的一种现象。

● 病因

中耳炎或外耳道炎，可诱发耳痛、发烧，使小儿哭闹不止；寄生虫病、皮肤湿疹、佝偻病、腹痛、机体的某些过敏反应等，也都会引起小儿哭闹不止。

● 临床症状

患者全身状况良好，没有发热、泄泻、呕吐、疮疖、外伤；也没有停食、饥饿、尿布浸湿、受冷受热、皮肤瘙痒等不良因素。白天一切如常，一旦到了晚上就烦躁不安、哭闹不止。经常夜啼会导致孩子睡眠不足，影响生长发育，父母需要加以注意。

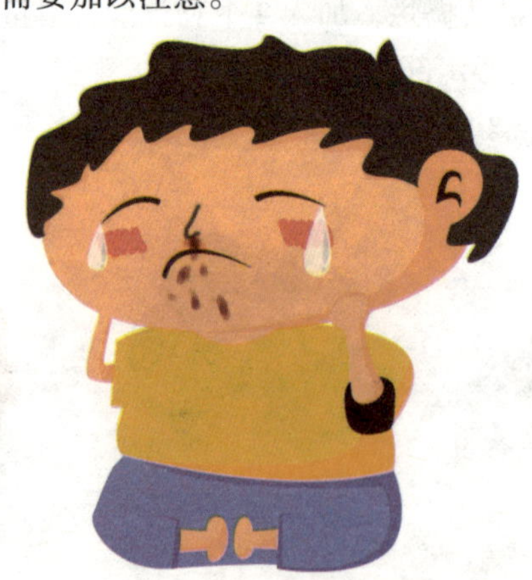

● 贴敷处方

处方1

组成：炒酸枣仁 10 克，朱砂 20 克。

用法：将上述药物分别研为细末，和匀，以适量 30% 二甲基亚砜调成软膏。用时取一团如黄豆大小，置于胶布中心，贴于患者涌泉穴和膻中穴，每晚换 1 次药。

适应症：小儿夜啼。

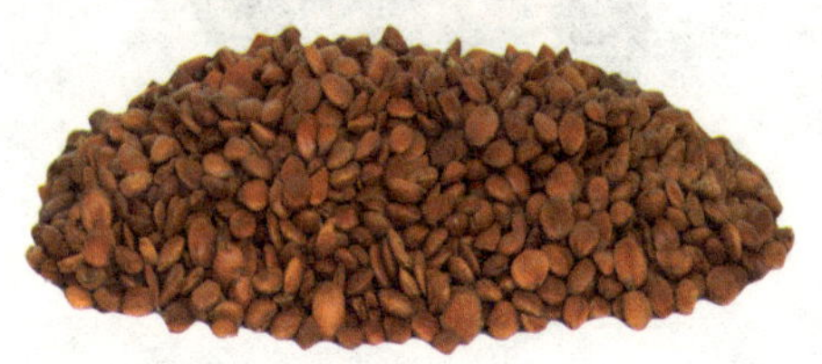

酸枣仁

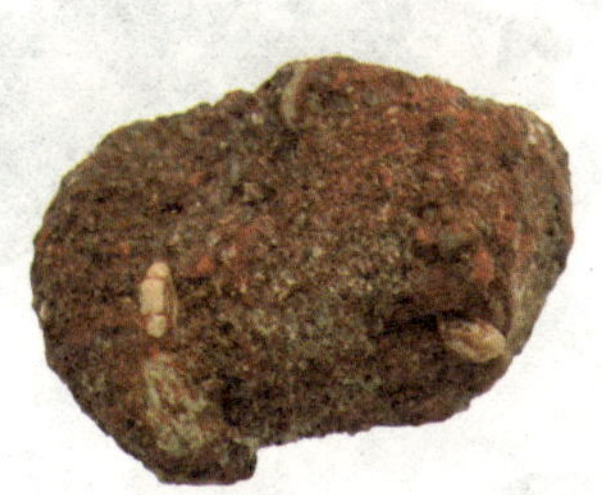

朱砂

处方2

组成：郁李仁、酸枣仁各 5 克。

用法：将郁李仁和酸枣仁捣烂后敷于肚脐，外用伤湿止痛膏固定，每日换 1 次药，连续 3~5 天即可。

适应症：小儿夜啼。

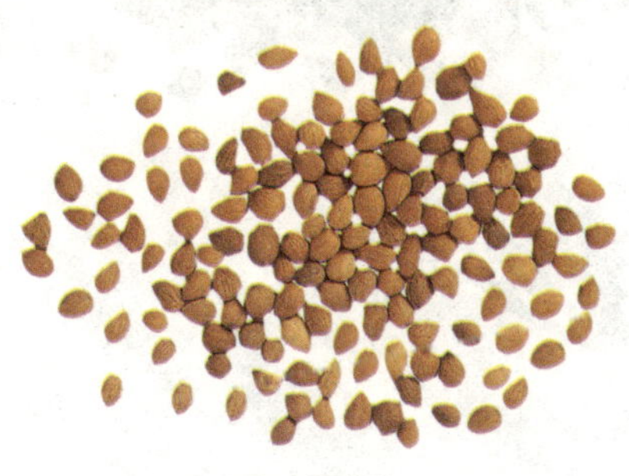

郁李仁

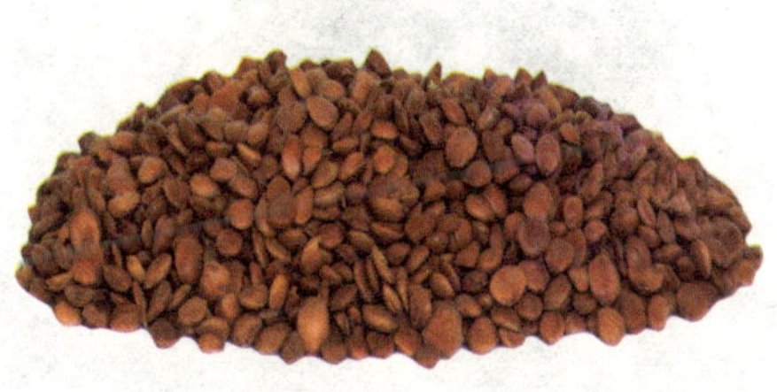

酸枣仁

处方3

组成： 五倍子 1.5 克，朱砂 0.5 克，陈细茶适量。

用法： 将五倍子和朱砂共研成细末，加入适量捣烂或嚼碎的陈细茶拌匀，以水少许，捏成小饼状，敷在肚脐上，胶布固定，每晚更换 1 次。

适应症： 小儿夜啼。

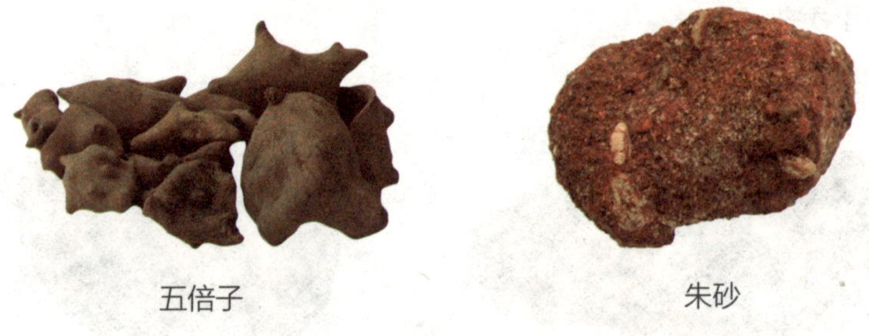

五倍子　　朱砂

处方4

组成： 艾叶 6 片，胡椒 6 粒，葱白 2 个。

用法： 将胡椒研成末，艾叶和葱白捣烂加入热米饭中，趁有一定温度敷在小儿脐孔上，布带扎紧固定。每日换 1 次药，3 日后即可痊愈。

适应症： 小儿夜啼。

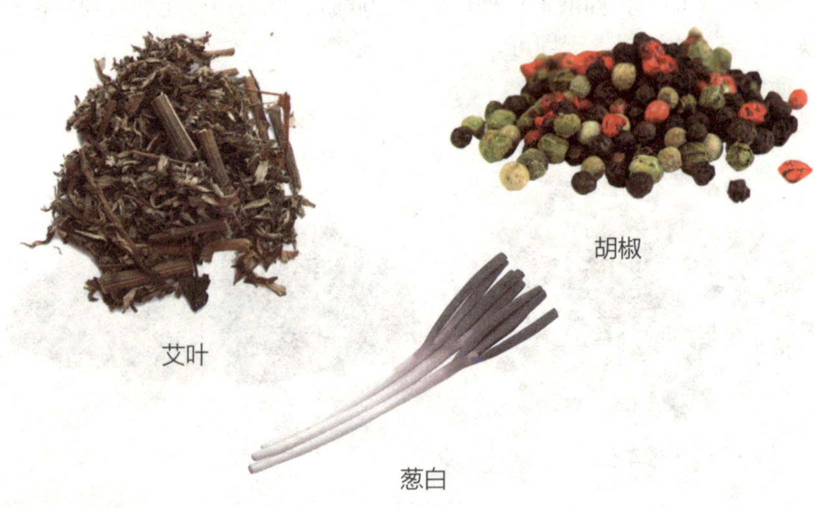

艾叶　　胡椒　　葱白

流行性腮腺炎

概述

流行性腮腺炎是一种由腮腺炎病毒（中医称为风温邪毒）引起的急性呼吸道传染病。本病多发于春季，以5~9岁儿童最多。

病因

中医认为，流行性腮腺炎是由于人体感染风湿邪毒，导致少阳经脉壅阻而引起的一种时疫性疾病。

临床症状

温毒袭表证：症状表现为发热轻，一侧或两侧耳下腮部肿大，压之疼痛，有弹性感。舌尖红，苔薄白，脉浮数。

热毒蕴结证：壮热，头痛，腮部漫肿，疼痛拒按，烦躁。舌红苔黄，脉数有力。

毒陷心肝证：腮腺肿胀，高热不退，嗜睡，呕吐，甚则昏迷，抽风。舌质红绛，苔黄糙，脉洪数。

贴敷处方

处方1

组成：生大黄30克，葱白50克。

用法：将生大黄研成细末，葱白捣烂，两者调成糊，涂于患处。每日1次。

适应症： 流行性腮腺炎。

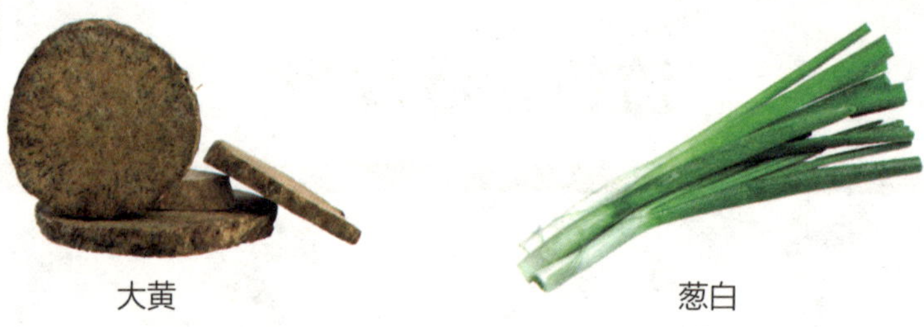

大黄　　葱白

处方2

组成： 栀子、吴茱萸各9克，胡黄连6克，大黄4.5克，南星3克。

用法： 将上述药物共研成细末，贮瓶备用。用时先以温水洗净双足，之后将药末用陈醋调成糊状，摊在敷料上，贴在双侧涌泉穴，以绷带包扎。3~5岁小儿，每次用药12克；6~10岁儿童，每次用药18克；11~15岁儿童，每次用药24克；16岁以上儿童每次用药30克。每24小时换1次药。

适应症： 流行性腮腺炎。

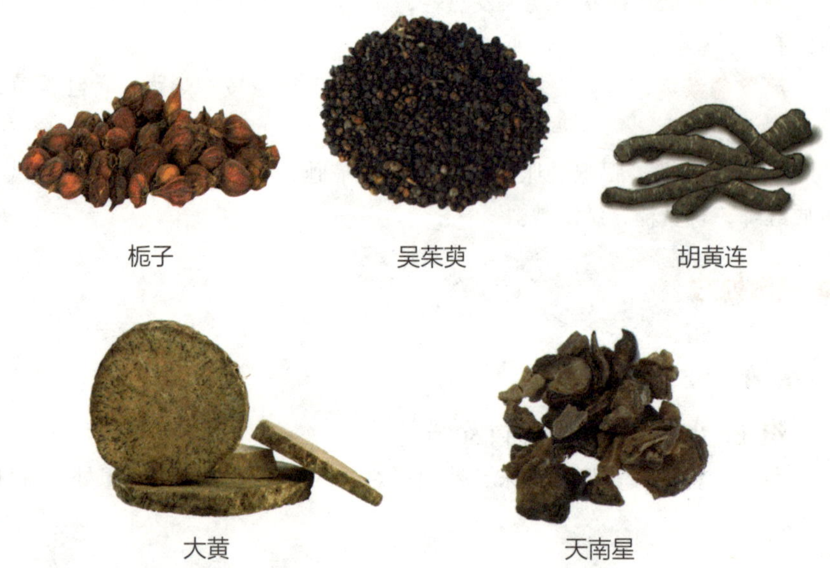

栀子　　吴茱萸　　胡黄连

大黄　　天南星

处方3

组成： 生芋头、红糖各适量。

用法： 生芋头去皮切碎，与红糖一起捣成烂泥，敷在患处，每日 1~2 次，5 日为一个疗程。

适应症： 邪犯少阳型流行性腮腺炎。

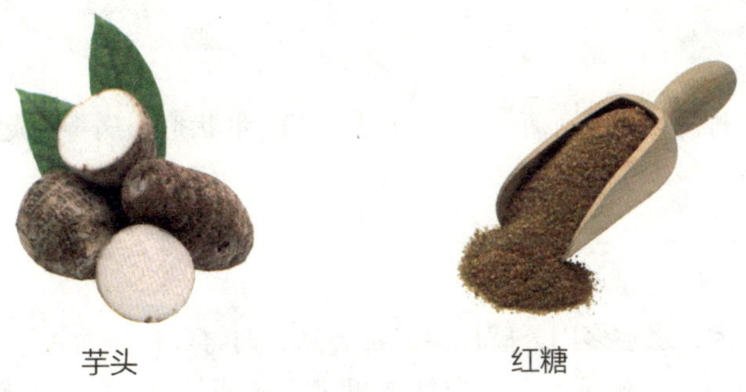

芋头　　红糖

处方4

组成： 雄黄、黄连、大青叶、大黄各 10 克，凡士林适量。

用法： 将雄黄、黄连、大青叶、大黄共研成细末，以凡士林调膏，涂敷在患部。保留 12 小时，次日换药，共涂 3 次。一般用药 3 日后即可见效。

适应症： 流行性腮腺炎。

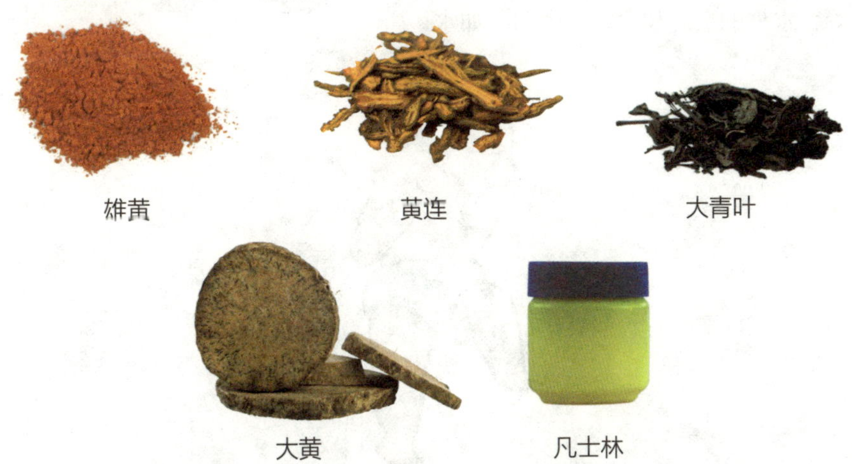

雄黄　　黄连　　大青叶

大黄　　凡士林

水痘

概述

水痘又称为水花、水疮，是一种由水痘–带状疱疹病毒引起的高传染性疾病。

病因

中医认为，水痘多因外感风温时毒导致，时毒经口鼻而入，邪气侵肺，肺失肃降，水之上源不布，挟邪外透机表，故而导致水痘。西医则认为，水痘是由于初次感染一种带状疱疹病毒引起的急性传染病。其传染性强，感染者通常是唯一的传染源，传播途径主要是接触传染源和通过呼吸道飞沫。

临床症状

水痘的主要特征表现为：全身皮肤黏膜出现丘疹、斑疹、水疱、痂疹等，水痘的形态如痘，色泽明净如水。

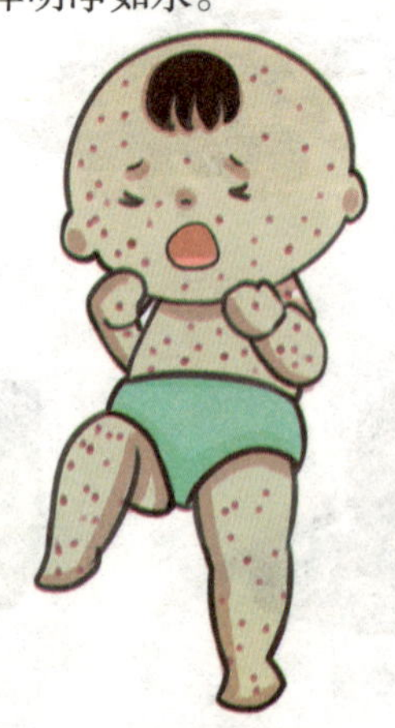

● 贴敷处方

处方1

组成： 大黄、防风、生石膏、全蝎、青黛各等量。

用法： 将上述药混合，共研成细末，过筛，取适量鸡蛋清掺药末，调成膏状备用。用时取30克药膏，摊在2厘米×3厘米的塑料布中间，敷贴在患者肚脐孔上，纱布覆盖，胶布固定。每日换2次药，连敷3~4日即可奏效。

适应症： 小儿水痘。

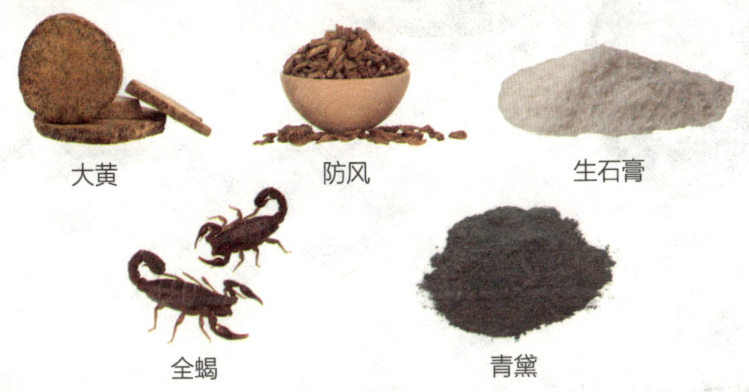

大黄　防风　生石膏

全蝎　青黛

处方2

组成： 黄柏15克，赤芍15克，黄芩12克，柴胡10克，甘草6克。

用法： 将上述药物以开水煎熬，浓缩后加入少许乳汁，趁热泡洗，每日1次。

适应症： 水痘。

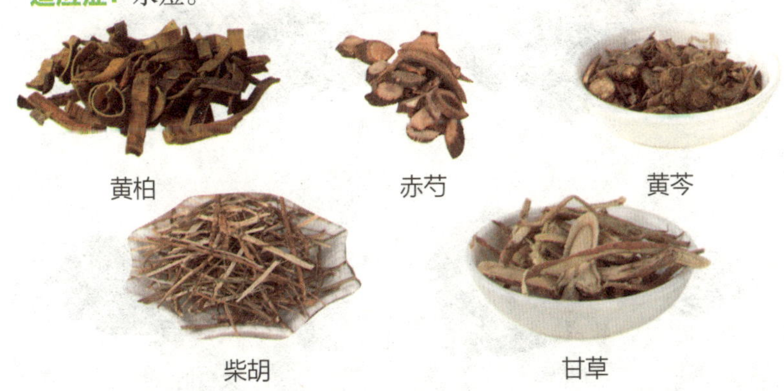

黄柏　赤芍　黄芩

柴胡　甘草

处方3

组成：滑石、甘草、石膏各 10 克，生香油适量。

用法：将上述药物共研成细粉，以适量生香油调后敷在痘疮处即可。每日 1 次。

适应症：小儿水痘，痘疮已感染溃疡型。

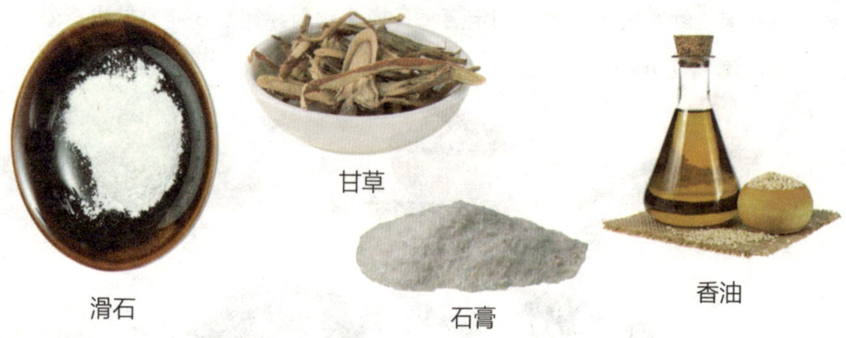

滑石　甘草　石膏　香油

处方4

组成：贯众、苦参、浮萍、大青叶各 20 克。

用法：将上述药物装入纱布袋，加 2000 毫升水煎煮 10 分钟后取出，待水温稍下降后，以湿润的毛巾轻轻擦洗患处，每日 2 次，连用 3 日。如水痘破溃，擦洗后需涂搽紫药水。

适应症：水痘。

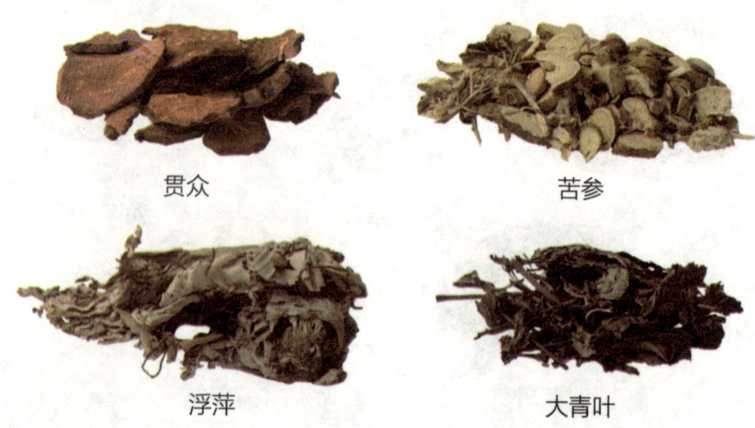

贯众　苦参　浮萍　大青叶

百日咳

概述

百日咳又叫作顿咳、顿呛，是指由百日咳杆菌感染所引起的呼吸道传染病，多发于小儿。

病因

现代临床医学认为，百日咳杆菌很少通过衣物、用具等间接传播，只能在上呼吸道黏膜处生长繁殖，随飞沫而进行传播，患者是唯一的传染源，且患者周围2米内都可能吸入病菌。中医则认为，此病是由时行疫毒犯肺，使得肺气不宣，气郁化痰，阻于气道，气机上逆而成。久咳易伤及肺络，引起咳血。

临床症状

百日咳临床症状，主要表现为阵发性痉挛性咳嗽，咳嗽逐渐加重，咳嗽时可听到鸟鸣样吼声，痉咳期为4~6周，重症和体弱的小儿易伴发脑炎及其他脑部并发症。本病从起病初咳至完全恢复，时间较长，及时治疗尤为重要。

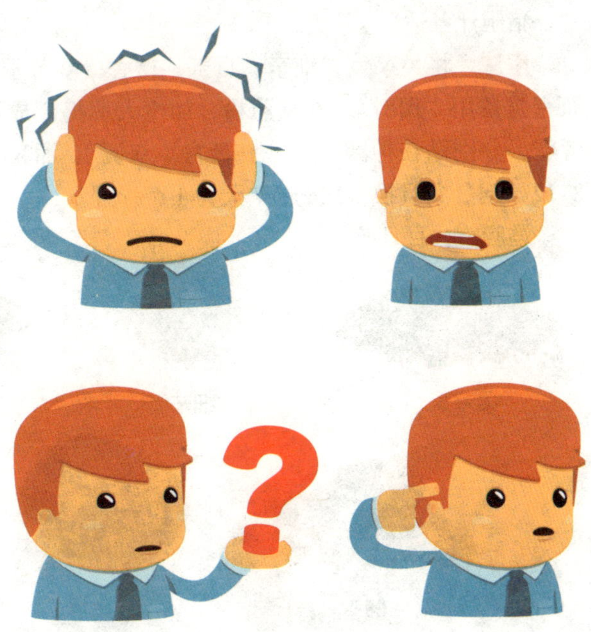

贴敷处方

处方1

组成：黄连、连翘、百部各6克，冰硼散1~2克。

用法：上述药物共研成末，贮瓶备用。用时取鸡胆汁、米醋调成糊状，每晚睡前敷于双手、足心，纱布覆盖，胶带固定，次日晨起取下。2岁以下幼儿用药末1.5克，3岁以上儿童用药末3克。10天为1个疗程，连用1~2个疗程即可见效。

适应症：百日咳。

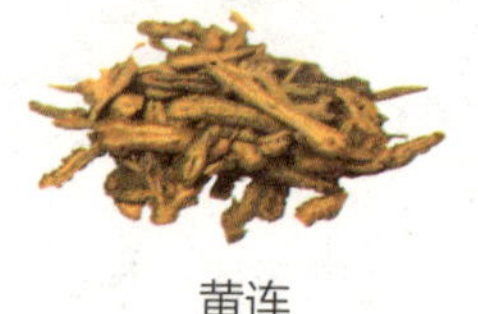
黄连

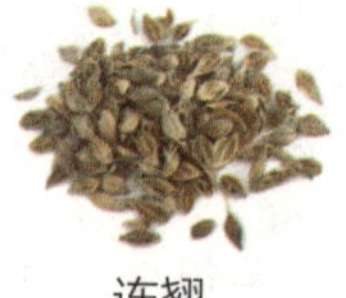
连翘

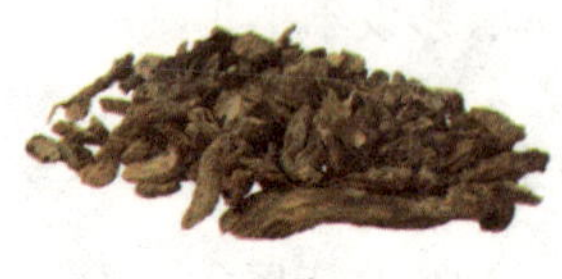
百部

处方2

组成：吴茱萸、细辛、百部、檀香、葶苈子各10克，甘遂5克，生大蒜、猪胆汁各适量。

用法：将吴茱萸、细辛、百部、檀香、葶苈子、甘遂共研成细粉，贮瓶密封备用。用时取10克药粉，加生大蒜捣烂成泥，再以猪胆汁调成稠膏状，分别贴在神阙、身柱、膏肓（双侧）、涌泉（双侧）等穴，单次贴8~12小时，每日换1次药，7天为1个疗程。

适应症：百日咳。

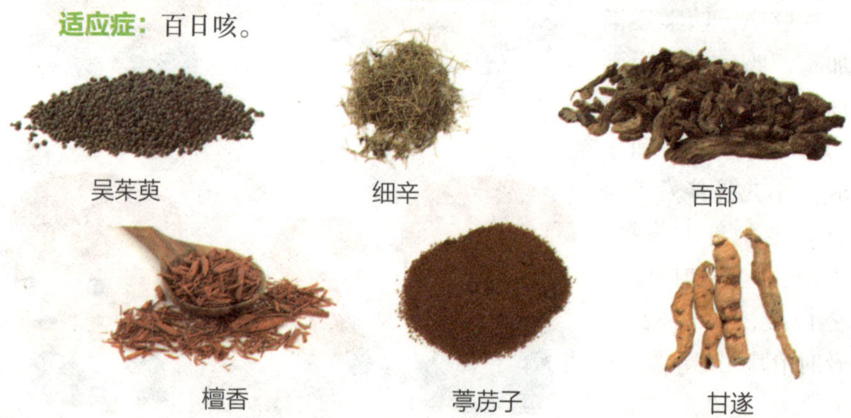
吴茱萸　细辛　百部

檀香　葶苈子　甘遂

处方3

组成： 面粉9克，麻黄末1.5克，甜酒适量。

用法： 将上述药物和匀，制成饼状，外敷在患者背部的肺俞穴，24小时内敷2~3次。

适应症： 百日咳。

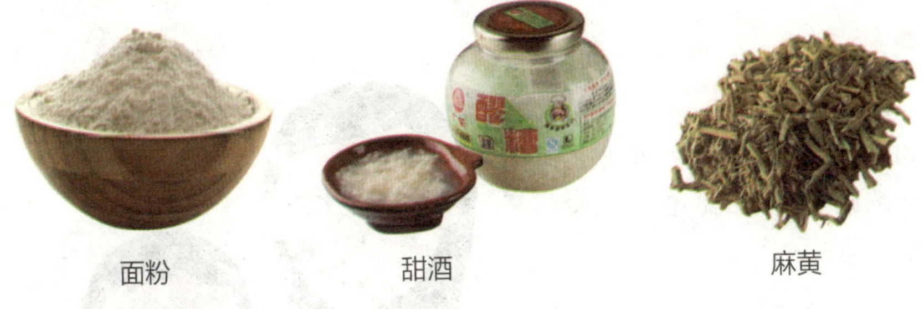

面粉　　甜酒　　麻黄

处方4

组成： 大黄、芒硝各6克，鸡内金、莱菔子、厚朴各9克。

用法： 将上述药物共研成细末，以温水调成糊状备用。用时取适量药糊，敷贴在患者的神阙穴上，以纱布覆盖，胶布固定。每晚贴1次，直至痊愈。

适应症： 伤食所致的百日咳。

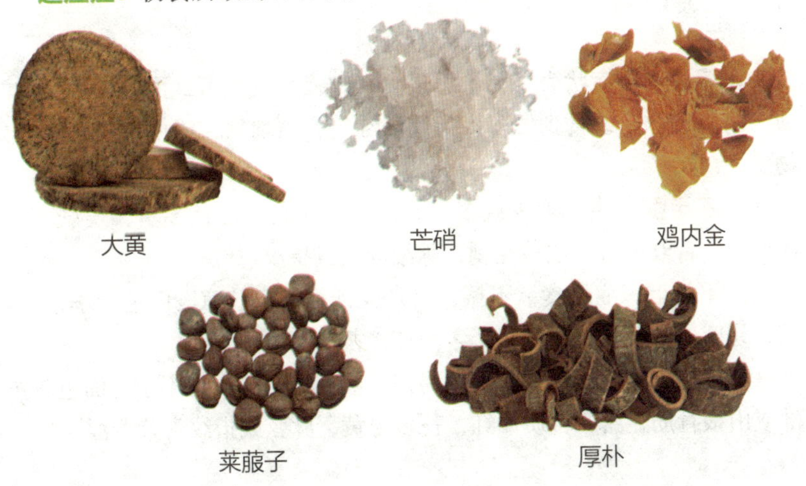

大黄　　芒硝　　鸡内金

莱菔子　　厚朴

小儿厌食症

概述

小儿厌食症，是儿童常见病和多发病之一，是指小儿长时间食欲减退或消失、食量减少甚至拒食的一种病症。

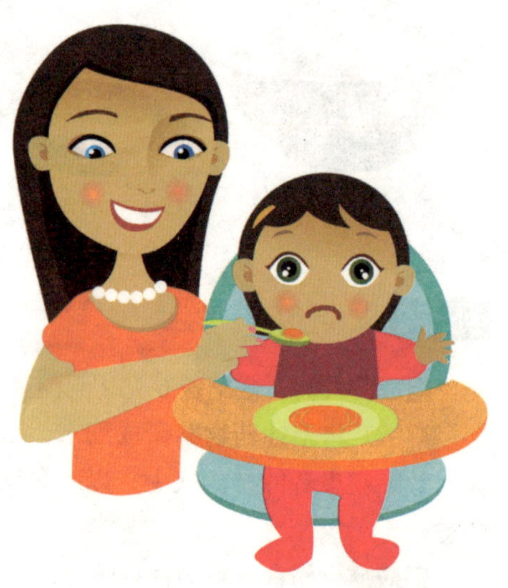

病因

中医认为，本病原因多为小儿脾胃娇嫩，胃肠消化功能不全，受冷暖刺激，或饥饱失调、贪吃生冷时，就会损伤脾胃，从而引发胃口不好，饮食不下等症状。

临床症状

脾胃气虚型：症状表现为不思进食，神疲少气懒言，面色少华，舌淡苔薄，两脉细软；或食少便多，指纹淡红，大便稀软，或便中挟有不消化食物。

胃阴不足型：症见食少饮多，大便偏干难行，面色萎黄，皮肤不润，形体偏瘦，舌红少苔，或苔花剥，脉细数，或指纹色红。

营卫不和型：症见食欲不振，自汗盗汗，汗出肢凉，面色少华，腹软便稠，易感外邪；或睡时露睛，舌淡红，苔薄润，两脉细滑。

肝胃不和型：不思饮食，烦躁易怒，嗳气恶心，夜寐不宁，面色青黄，面部或山根青筋显露，舌质偏红，苔多薄黄，脉弦或指纹青紫滞涩。

● 贴敷处方

处方1

组成：莱菔子、苍术、干姜各10克，肉桂5克，醋适量。

用法：将上述药物共研成细末，以醋调成稠糊状，敷在脐部，以橡皮膏固定，每日换1次药，连用3~5天。

适应症：小儿厌食症。

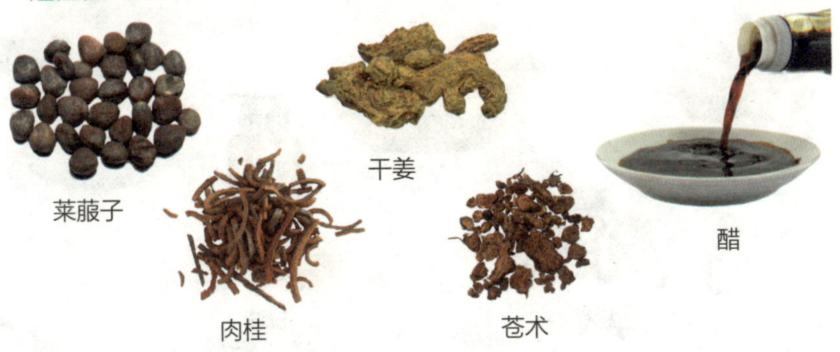
莱菔子 干姜 醋 肉桂 苍术

处方2

组成：桃仁、鸡内金、大黄、莱菔子各等分，冰片少许。

用法：将上述药物共研成细末，用时取15~25克，以水调成糊状，敷在双侧内关，包扎固定，24小时后除之，隔3天1次，连续3次为1个疗程。

适应症：小儿厌食症。

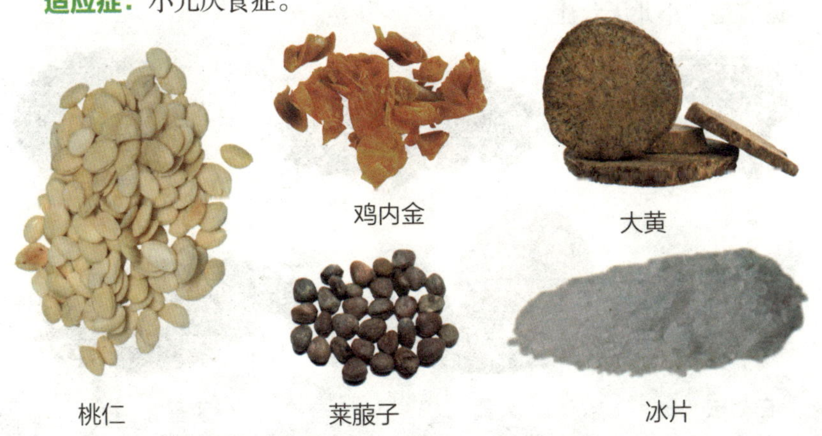
鸡内金 大黄 桃仁 莱菔子 冰片

处方3

组成： 白术、山药、党参、炒神曲、炒麦芽各等分（视患者症状酌量准备），甘油、醋适量。

用法： 将上述药物共研成细末后，加甘油、醋调成膏状，隔日 1 次，交替贴在神阙、中脘。

适应症： 小儿厌食症。

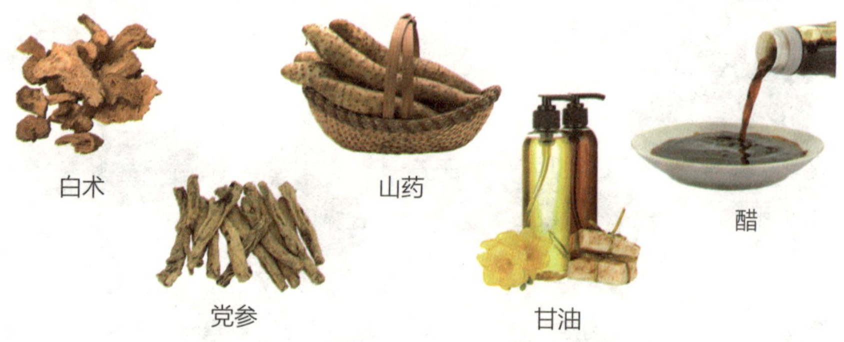

白术　山药　党参　甘油　醋

处方4

组成： 苍术、砂仁、吴茱萸、牵牛子各 10 克，炒莱菔子 6 克，白胡椒、大黄、丁香各 5 克。

用法： 将上述药物共制成水浸膏，用时每贴 5 克，药膏贴敷在神阙、下脘等穴。每日 1 次，7 天为 1 个疗程，2 个疗程即可见效。

适应症： 小儿厌食症。

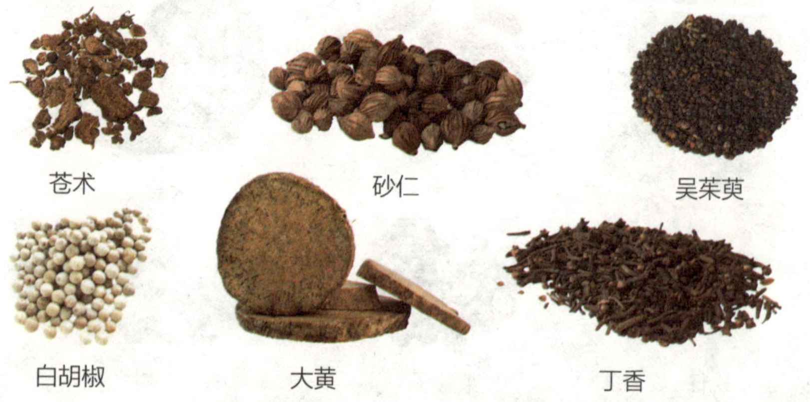

苍术　砂仁　吴茱萸

白胡椒　大黄　丁香

第六章

皮肤科病症的贴敷疗法

湿疹

概述

湿疹又名湿癣、湿毒疮，是由多种内外因素引起的表皮及真皮浅层的炎症性皮肤病。

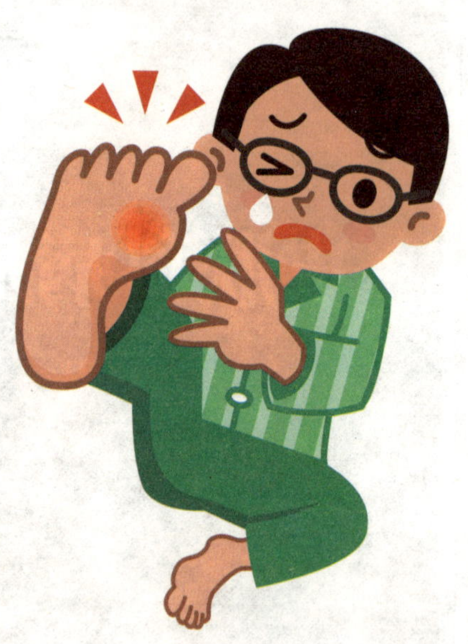

病因

环境是增加湿疹患病率的重要因素之一。环境包括群体环境和个人环境，而湿疹主要受群体环境的影响。人类的群体环境致病因素是指室外的空气、土壤、水、放射源，或大面积的致敏花粉植被、大面积的气传致敏菌源等。

临床症状

临床一般将湿疹分为急性湿疹和慢性湿疹。急性湿疹多表现为初起局部皮肤潮红，而后迅速出现红色丘疹、水疱、脓疱、结痂、脱屑等，患处边界不清，通常呈对称分布。患者常自觉瘙痒，重者不可忍受，常在夜间加剧，影响睡眠。搔抓后往往会出现糜烂，汁水淋漓。慢性湿疹则多表现为皮肤增厚粗糙，如发于关节处，常呈皲裂状，痛痒兼作。湿疹缠绵，时轻时重，有时可连绵数月至数年，甚至终生不愈。

贴敷处方

处方1

组成：芒硝50克，蛇床子30克，苦参、白鲜皮各20克。

用法：将苦参、白鲜皮、蛇床子3味药加水煎取300毫升，倒入盆中，之后加入芒硝。外洗患处。每日2次，5日后即可见效。

适应症：急性湿疹。

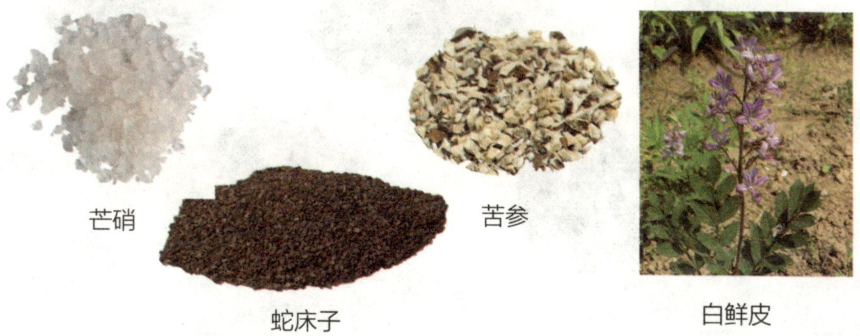

芒硝　蛇床子　苦参　白鲜皮

处方2

组成：黄柏、苍术、青黛、滑石、龙骨各30克，冰片、轻粉各10克。

用法：将上药择净，共研成细末，贮瓶备用。局部常规消毒，取适量药末，以凡士林调成糊状，涂敷在患处。每日1次，10日为一个疗程。

适应症：湿疹。

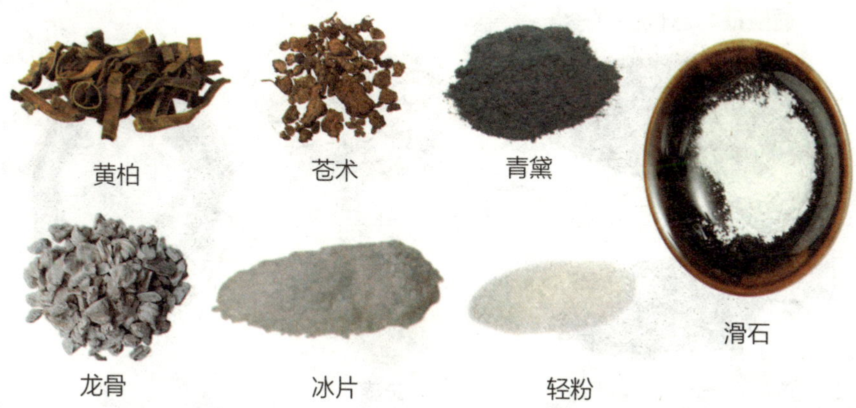

黄柏　苍术　青黛　滑石　龙骨　冰片　轻粉

处方3

组成： 马齿苋 60 克，黄柏 20 克，苍术、地榆各 15 克，苦参 10 克。

用法： 将上述药物加水 1200 毫升，煎 3 遍混合后备用，用 4~8 层的纱布或口罩浸湿后盖在患处湿敷，每日 2 次，每次 15 分钟。

适应症： 急性湿疹。

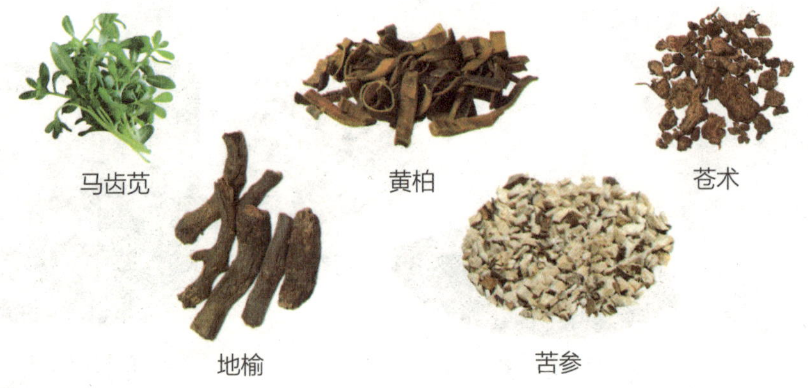

处方4

组成： 蛇床子、苦参、陈小粉、滑石粉、丝瓜叶、熟石膏、大青叶各 2 份（视患处面积大小酌量准备）。枯矾、硫磺各 1 份。

用法： 将上述药物共研成细末。湿性湿疹以干粉直接贴敷，慢性及干性湿疹用凡士林或植物油调敷在患处，每日 2 次。

适应症： 急慢性湿疹。

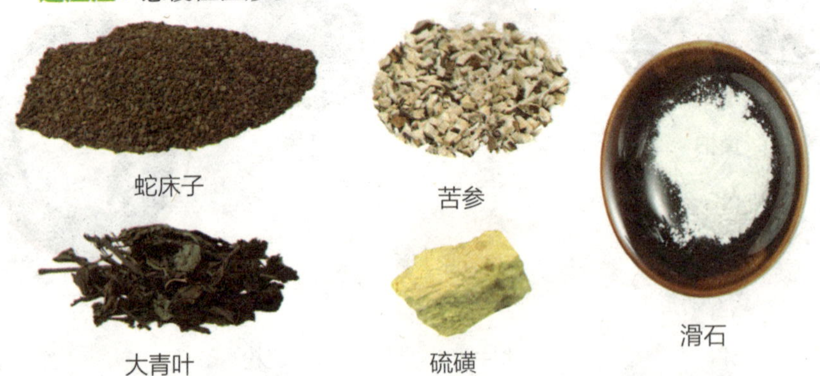

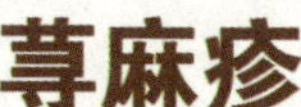

荨麻疹

概述

荨麻疹又名风疹块，是指由于皮肤及黏膜的小血管扩张和渗水性增加，从而出现的一种局限性水肿，通常在2~24小时内消退，消退后仍会反复长出新的皮疹，以儿童较为常见。

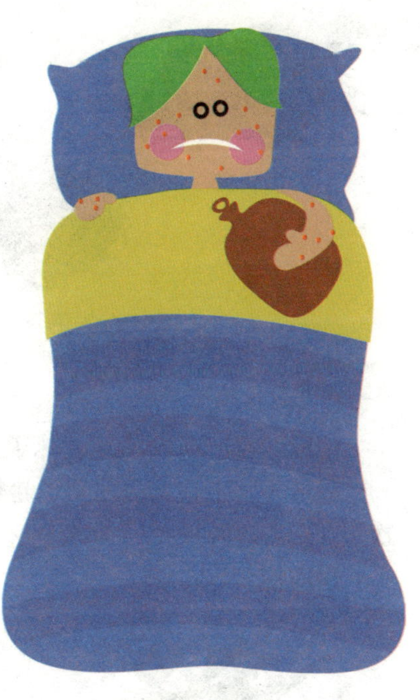

病因

荨麻疹的病因很多，通常可分为内因和外因两大类。内因是指由于遗传因素或自身免疫系统异常，一些儿童会比其他同龄人更容易出现过敏现象。婴儿的皮肤薄，血管密布在皮肤之下，一旦出现过敏就很容易从皮肤上表现出来。外因多指由于胃肠道功能不健全、脾胃湿热、营卫不和而造成的荨麻疹。

临床症状

风热外袭型：症状表现为皮肤风团色红，搔痒剧烈，此起彼落，遇热或汗出易发，遇冷则减等。

脾胃湿热型：症状表现为皮肤风团鲜红，状如云片，搔痒不已，伴有脘腹胀痛，身重纳呆，大便秘结或泄泻等。

贴敷处方

处方1

组成： 透骨草30克，艾叶25克，防风、荆芥各20克。

用法： 上述药物以水煎，趁热外洗患处。每剂药可用2天，每天洗2次。洗后需避风寒。

适应症： 荨麻疹。

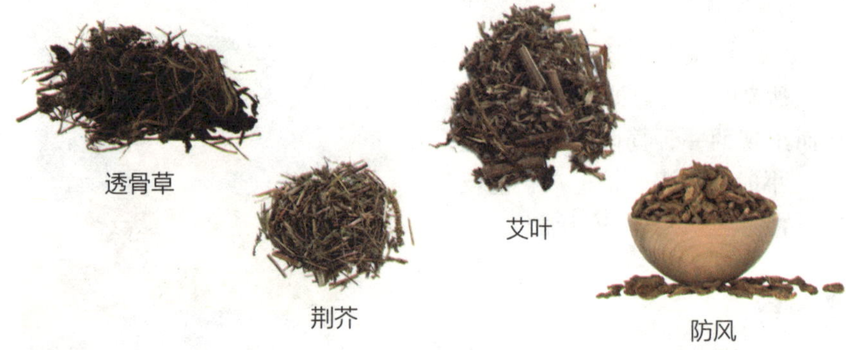

处方2

组成： 益母草25克，蛇床子20克，麻黄15克，川椒10克。

用法： 将上述药以水煎，趁热外洗患处。每剂药可用2天，每日洗2次。洗后需避风寒。

适应症： 荨麻疹。

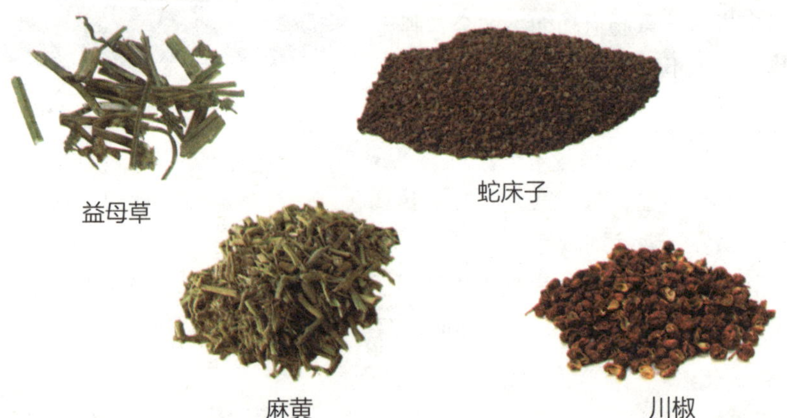

处方3

组成：豨签草 60 克，地肤子 15 克，白矾 9 克。

用法：将上药放入锅内，加适量水煎煮 30 分钟，去渣取汁，趁热熏洗患处，1 日 3~4 次，3 日为 1 个疗程。

适应症：风热外袭型荨麻疹。

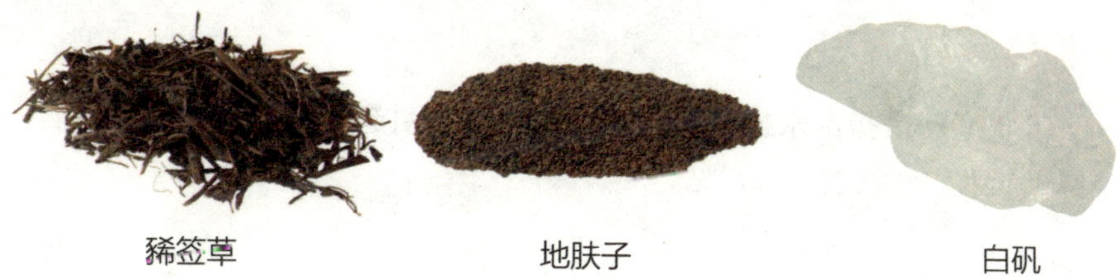

豨签草　　地肤子　　白矾

处方4

组成：马齿苋、地肤子、苦参、白鲜皮各 30 克，明矾 9 克。

用法：将上药放入锅内，加适量水，煎煮 30 分钟，去渣取汁，趁热熏洗患处。1 日 3~4 次，3 日为 1 个疗程。如果风团遍布全身，可用上述药液沐浴全身，1 日 2 次。

适应症：脾胃湿热型荨麻疹。

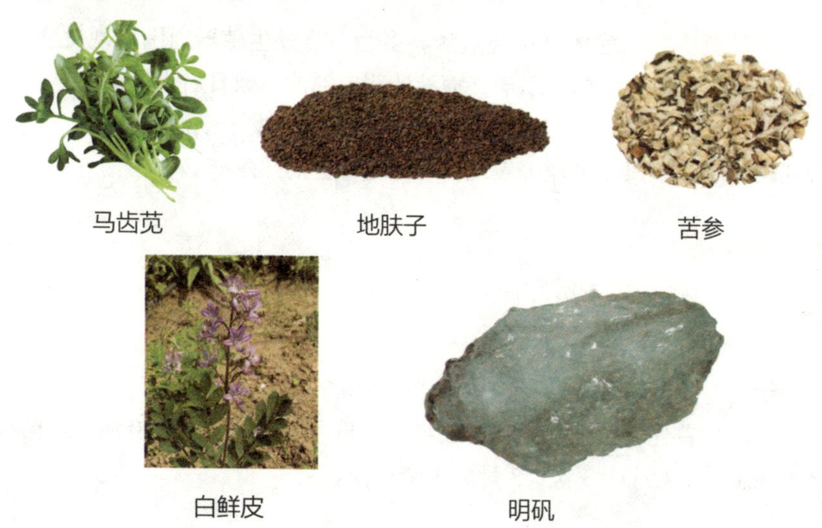

马齿苋　　地肤子　　苦参

白鲜皮　　明矾

带状疱疹

概述

带状疱疹是指由水痘带状疱疹病毒感染而引起的急性感染性皮肤病，多发于成人，春秋季节较常见。

病因

带状疱疹病毒常由上呼吸道进入人体，带状疱疹病毒经由呼吸道黏膜进入血液后形成病毒血症，发生水痘或者呈隐性感染。病毒可长期潜伏在脊髓后根神经节或颅内神经节内，当机体抵抗力下降时，潜伏的病毒被激活，沿神经轴索下行到达该神经所支配区域的皮肤内，并产生水疱，同时使受到侵犯的神经发生炎症、坏死，从而引发神经痛。

临床症状

风热袭表型：症多见单纯疱疹，多为口鼻及生殖器周围出现皮疹，皮肤灼热刺痒，伴有红疹、水疱，疱液透明或混浊，数日后干燥结痂。

肝胆湿热型：症多见带状疱疹。带状疱疹好发于颜面及胸胁，常有皮肤红斑，水疱累累如串珠等表现，局部通常会灼热疼痛。

贴敷处方

处方1

组成：生蒲黄6克，黄连3克，冰片0.5克，麻油适量。

用法：首先将黄连、冰片磨成细粉，再和入蒲黄，加入麻油调成糊状，涂敷在患处，1日2~3次，3日为1个疗程。

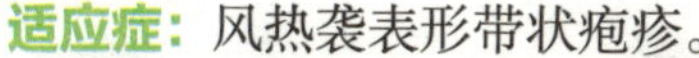

适应症：风热袭表形带状疱疹。

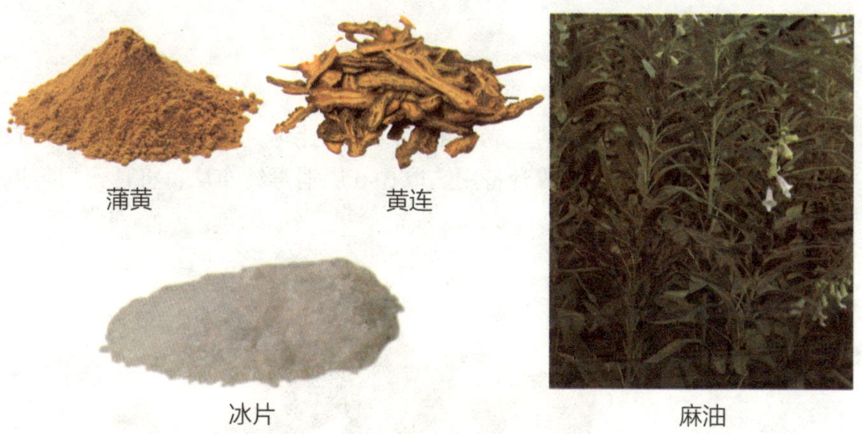

蒲黄　黄连

冰片　麻油

处方2

组成：白矾、雄黄各 100 克，蜈蚣 10 条，香油适量。

用法：以上药物共研成细末，过 6 号筛，用香油调成糊状。取药糊搽在患处，每日 5~10 次。如有发热，口苦咽干、溲赤便秘者可加服龙胆泻肝汤。

适应症：带状疱疹。

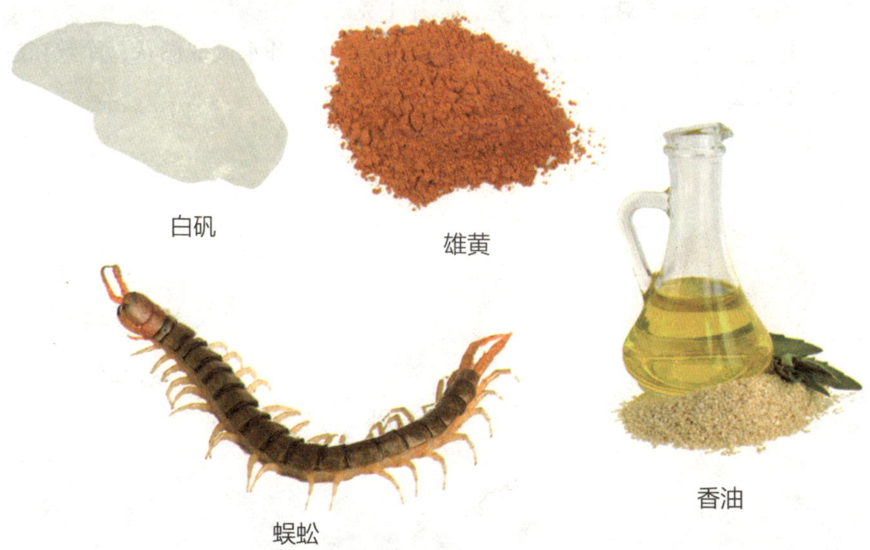

白矾　雄黄

蜈蚣　香油

处方3

组成：香油、松香各 50 克，苦杏仁 7 个。

用法：将松香、杏仁共捣成细末，以香油拌匀，加微火焙成拳状，贮瓶密封后置于井水中冷却成膏备用。取 3~6 层消毒纱布块，将膏药均匀摊在纱布块上，敷在患处。

适应症：带状疱疹。

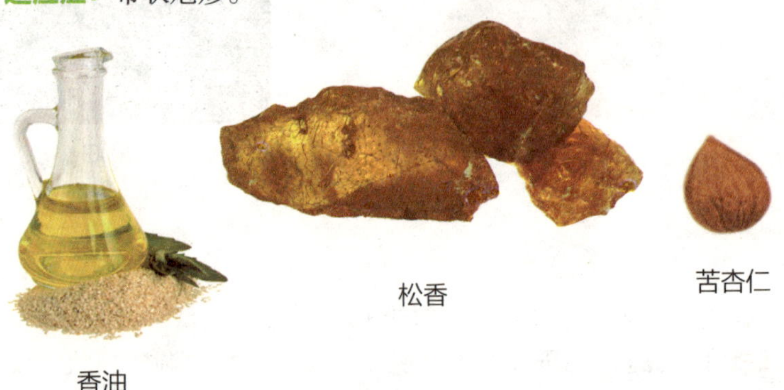

香油　松香　苦杏仁

处方4

组成：雄黄 6 克，白矾 3 克，冰片 1 克。

用法：将上药和匀，磨成细粉，加入适量凉开水调成糊状，涂敷在患处，1 日 2 次，3 日为 1 个疗程。

适应症：肝胆湿热型带状疱疹。

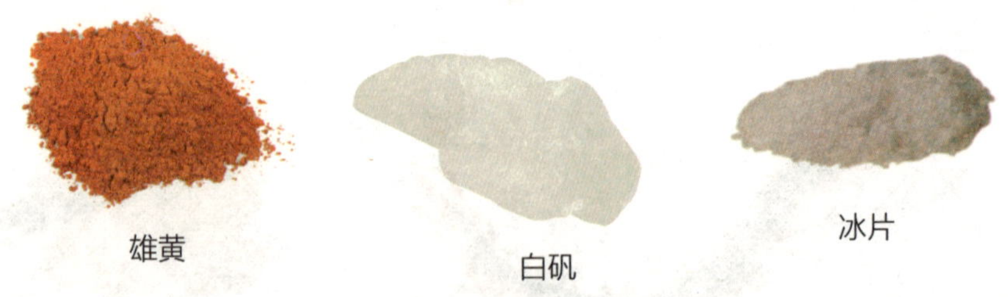

雄黄　白矾　冰片

皮肤瘙痒症

概述

皮肤瘙痒症，是指仅有局部或全身的皮肤瘙痒症状，却无任何原发皮疹的一种病症。一般以成人及老年人多见，冬季发病较多。

病因

引起本病的原因有很多，常见诱发原因有冷热变化或情绪波动、衣服摩擦、饮酒及吃辛辣食物等。如果是由虫咬、气候、衣着及皮肤原因等引发的瘙痒，需首除诱因；如果是因为肝胆病、糖尿病等原发病继发者，则施治时应当以治疗原发病为本。

临床症状

本病的临床症状主要表现为：阵发性、游走性的瘙痒，亦有如蚂蚁在身上行走或烧灼等感觉者，以夜间及入睡前症状最为明显。

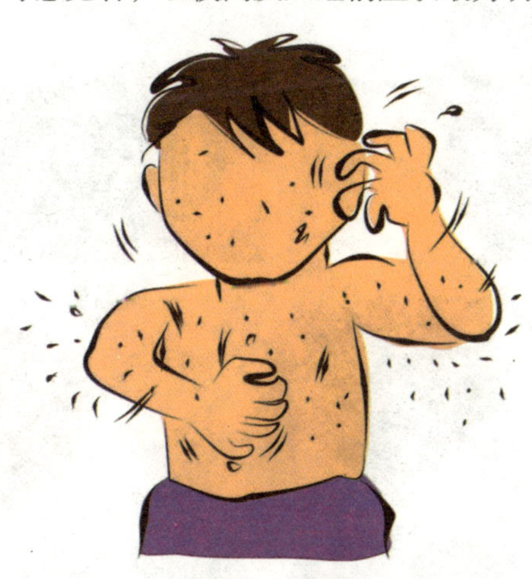

贴敷处方

处方1

组成： 艾叶 90 克，防风 30 克，雄黄、花椒各 6 克。

用法： 将上述药物加水煎煮，滤汁，倒进盆中，先熏后洗，待冷涂擦在患处。每日 2 次，每日 1 剂，一般 3 剂即可痊愈。

适应症： 皮肤瘙痒症。

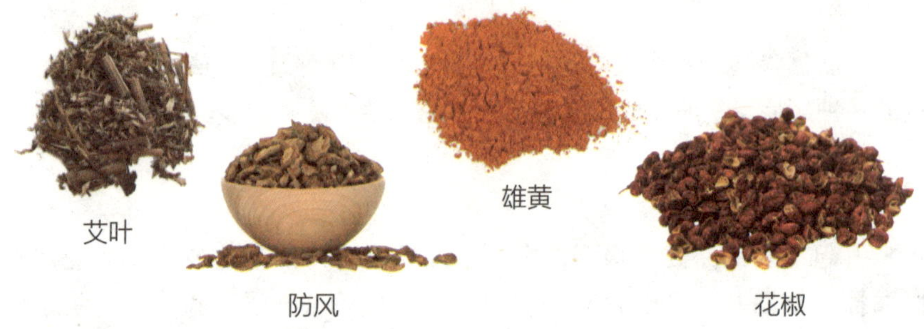

艾叶　防风　雄黄　花椒

处方2

组成： 积雪草、凤尾草、天竹根、海金沙藤各适量（根据患处面积大小酌量增减），雄黄少许。

用法： 将前 4 味药以米泔水浸 2 小时后，取出加入雄黄，捣烂外搽，1 日 2~3 次。

适应症： 皮肤瘙痒症。

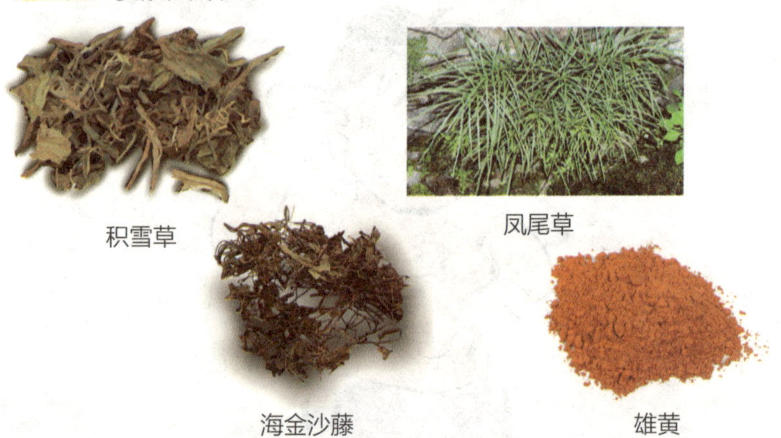

积雪草　凤尾草　海金沙藤　雄黄

处方3

组成：黄柏、苦参各20克，贯众、苍术各15克，蛇床子、地肤子、花椒各10克。

用法：将以上药水煎后外洗，1日2次，直到痊愈。

适应症：皮肤瘙痒症。

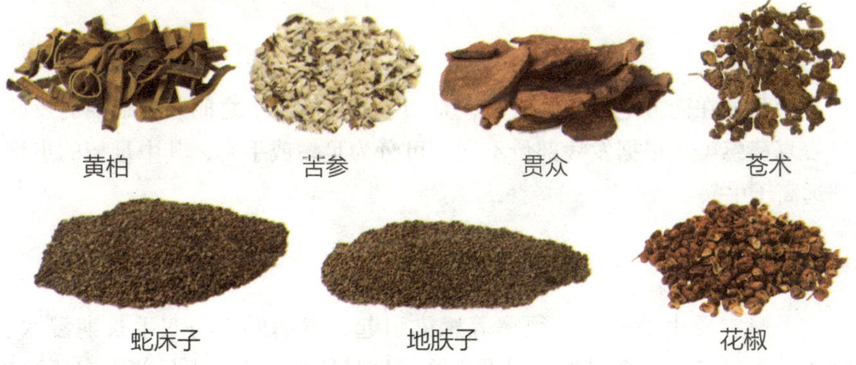

黄柏　苦参　贯众　苍术

蛇床子　地肤子　花椒

处方4

组成：夜交藤200克，白蒺藜、苍术各100克，蛇床子、白鲜皮各50克，蝉蜕20克。

用法：将上述药物加水煎煮，滤后倒入盆中，先熏后洗1小时，每日2次，直到痊愈。

适应症：老年人群的皮肤瘙痒症。

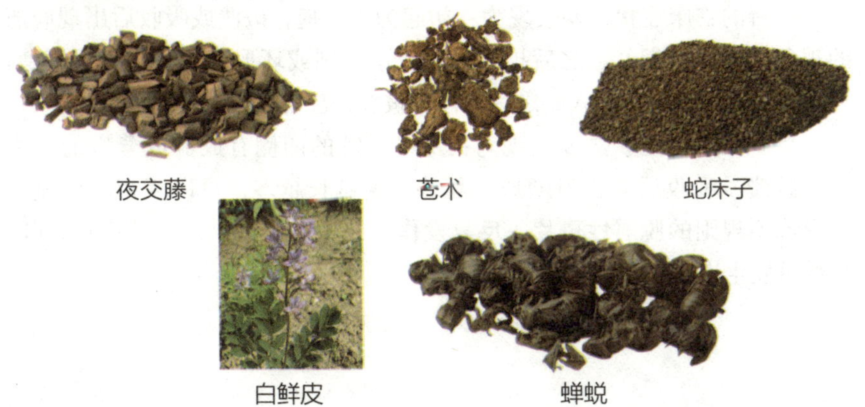

夜交藤　苍术　蛇床子

白鲜皮　蝉蜕

手足癣

概述

手足癣在南方地区较为常见，是指手指（脚趾）之间及掌蹠面的皮肤浅表真菌感染。根据发病部位不同，可分为足癣或手癣，其中足癣的患病率远高于手癣。

病因

手癣主要由毛癣菌、须癣等感染引起，发病原因与双手长期浸水、摩擦受伤、接触洗涤剂和溶剂等有关。足癣是由真菌侵入足部表皮所致，发病原因多为密切接触了患者的贴身用品，如拖鞋、浴盆、拭脚布、搓脚石等；另一个重要原因是久居潮湿之地，环境适合真菌繁殖，当人体抵抗力下降时，就会引发本病。此外，本病的发病概率与遗传因素也有很大关系。

临床症状

手癣的临床症状主要表现为：初起为小水疱，破溃或吸收后出现脱屑的现象，或伴有潮红，之后扩大融合成不规则或环形病灶，边缘很清楚。夏重冬轻，不易痊愈；入冬之后可伴发皲裂，甚则疼痛，屈伸不利。

足癣的临床症状主要表现为：足弓及趾的两侧有成群或分散的小水疱，破溃或吸收后有少量鳞屑，随着水疱越长越多，可以互相融合成半环形或不规则的脱屑性斑片，反复发作可致皮肤粗厚。入冬后症状缓解，少数可发生皮肤皲裂。

贴敷处方

处方1

组成：防风、金银花、荆芥、皂刺、白鲜皮、蛇床子、贯众、芫花、鹤虱、苦参各1.5克。

用法：将上药加水1000毫升，煎熬20分钟后，弃渣取汤。趁温热以小毛巾蘸取药液反复热敷，每次20分钟，每日早、晚各1次。

适应症：手足藓。

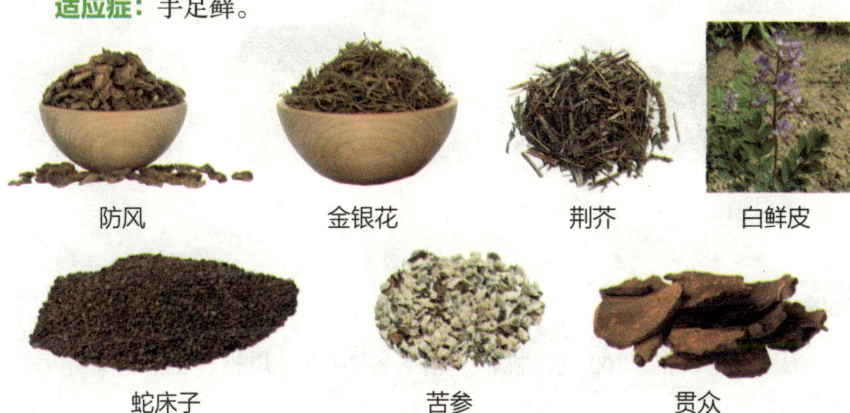

防风　金银花　荆芥　白鲜皮

蛇床子　苦参　贯众

处方2

组成：土大黄、蛇床子、黄精、苦参各500克。

用法：将上药加醋3000毫升，密闭浸泡7天。用时将患处浸入药液中泡30~60分钟，连续7天为1个疗程。

适应症：手癣。

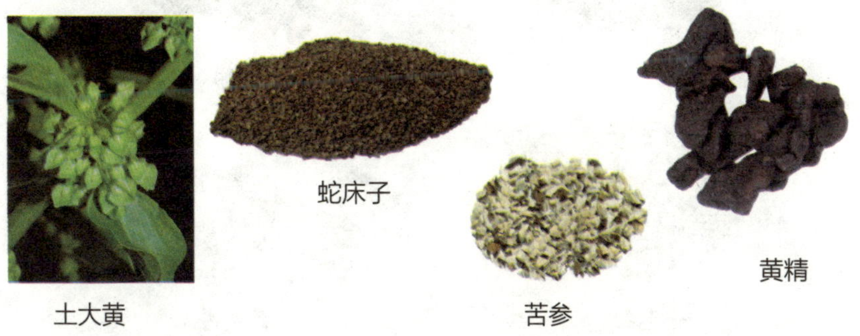

土大黄　蛇床子　苦参　黄精

处方3

组成：黄柏、土茯苓各30克，凡士林、水杨酸各50克，苯甲酸15克，冰片5克。

用法：将上述药物共研成细末，加入凡士林混合调匀成药膏。以温水浸泡患处15分钟，去净皮屑后涂药膏，消毒纱布覆盖，以绷带严密包扎，每隔3天用药1次。一般用药5~7次即可痊愈。

适应症：手癣。

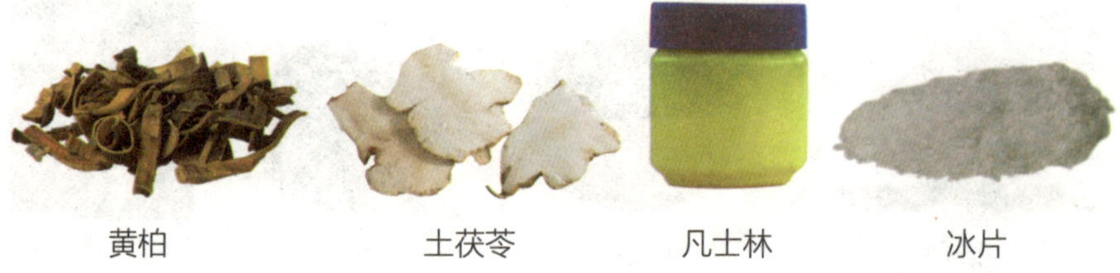

黄柏　土茯苓　凡士林　冰片

处方4

组成：大蒜茎200克，桃仁、枯矾各20克，川椒、苦参、青木香各30克。

用法：将上述药物煎汁后，取滤液2000毫升。用时取药液浸泡患足30分钟，每日1次，1周为1个疗程。

适应症：足癣。

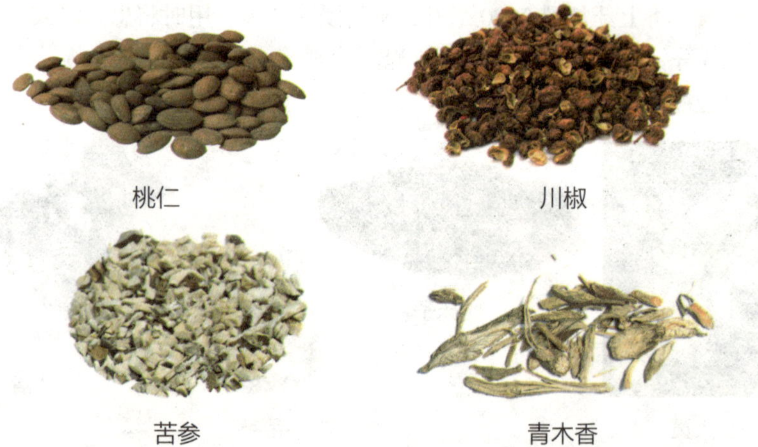

桃仁　川椒

苦参　青木香

第七章

五官科病症的贴敷疗法

结膜炎

概述

结膜炎俗称红眼病，是眼睑结膜组织在外界和机体自身因素的作用下发生的炎症反应的统称。

病因

结膜炎根据病因可分为感染性结膜炎和非感染性结膜炎。感染性结膜炎是由于病原微生物感染而导致的结膜炎症。非感染性结膜炎则以由局部或全身的变态反应引起的过敏性炎症最为常见，外界环境的光、各种化学物质等，都可能成为致病因素。中医上称结膜炎为天行赤眼，认为其是由感受风热毒邪和时行厉风所致。

临床症状

本病最初患眼有异物感，红赤水肿，怕热畏光，痛痒发作，眼睛流泪，迅即症状加重，胞睑红肿、眵多胶结，白睛红赤或点状、片状溢血。

肺阴不足型结膜炎：隐涩微痛，眵泪不结，白睛颗粒不甚高起，周围血丝洒红，病久难愈或反复再发。可兼干咳，五心烦热，便秘等症状，舌偏红，散结脉细。

肺经燥热型结膜炎：患眼沙涩不适，流泪，白睛上有小泡样隆起，其周赤脉红丝相绕。兼具口渴鼻干，便秘溲赤，舌红苔黄，脉数有力。

贴敷处方

处方1

组成： 蒲公英、金银花、千里光各 20 克。

用法： 将上述药水煎，取汤过滤后置于瓶内，以高压蒸气消毒后放凉滴眼。每日 5 次，每次 2 滴。或取其汤洗眼。

适应症： 急性细菌性结膜炎。

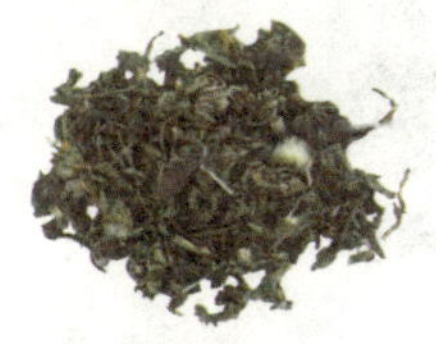
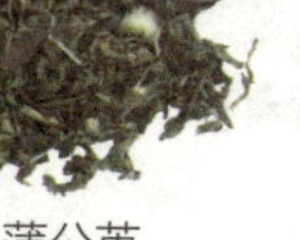

蒲公英

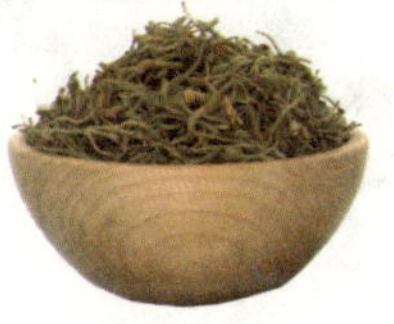

金银花

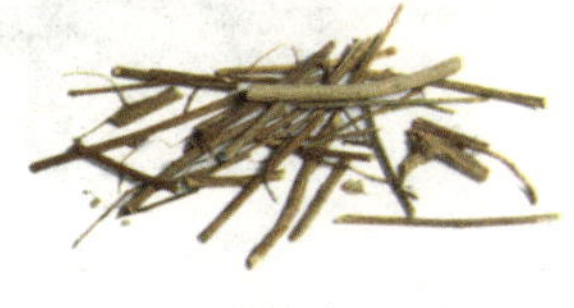

千里光

处方2

组成： 金银花、大青叶、野菊花、桑叶、薄荷各 6 克，生甘草 5 克，女贞子、木贼草各 10 克。

用法： 将上述药物以纱布包裹，加水 2000 毫升，煮沸半小时，滤汁倒进盆中，趁热熏洗双眼 15 分钟。每日 2 次，每日 1 剂，一般 3~5 日即可见效。

适应症： 睑腺炎、角膜炎等。

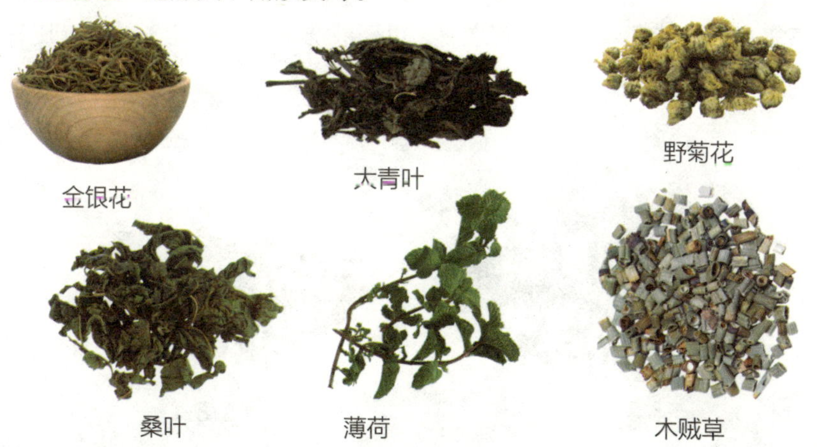

金银花　大青叶　野菊花

桑叶　薄荷　木贼草

处方3

组成：木香、附子各30克（炮制，去皮脐），龙脑1.5克，朱砂0.3克，青盐15克，牛酥60克，鹅脂120克。

用法：除牛酥、鹅脂外，将以上药共研成末，再将药末加牛酥、鹅脂以慢火熬成膏，每用少许，不拘时候，头顶摩之。

适应症：结膜炎。

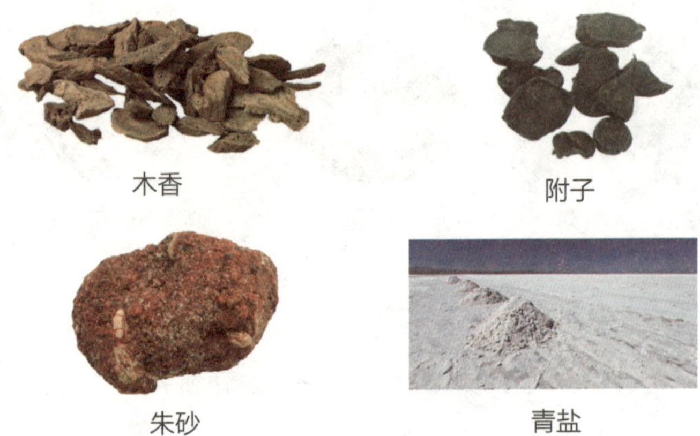

木香　附子

朱砂　青盐

处方4

组成：桑叶30克，金银花15克，野菊花10克。

用法：上述药物用500毫升左右水浸泡后，煎沸15分钟左右，先以蒸气熏患处，待药液温度适宜之后，以药液洗患处。一日3次，一般1~3日即可治愈。

适应症：结膜炎。

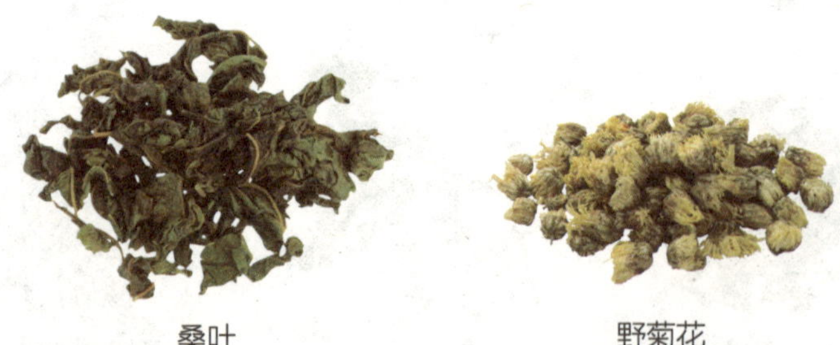

桑叶　野菊花

耳鸣、耳聋

概述

耳鸣，是指因听觉功能紊乱而产生的相应症状，病人自觉耳内出现鸣响，或如蝉声，或如潮声。耳聋是指听觉功能出现不同程度的减退，甚至消失。

病因

中医认为本证是由肾气虚弱、元精失固所引起的。现代医学则认为耳鸣可能由内耳疾病、听神经瘤、药物中毒、职业病等原因引起，也可能由神经紊乱引起。耳聋通常是由外耳道和中耳疾病引起，也有些是由于年老、外伤、中毒、感染或某些全身性疾病引起。

临床症状

实证型耳鸣耳聋：暴病耳聋，或是耳中觉胀，鸣声隆隆不断，按之不减。兼见头胀，烦躁易怒，面赤，咽干，脉弦者，为肝胆火旺；见畏寒，发热、脉浮者，为外感风邪。

虚证型耳鸣耳聋：久病耳聋，耳鸣如蝉，时作时止，劳累则加剧，按之鸣声减弱。兼见头晕，乏力，遗精，带下，腰膝酸软，脉虚细者，为肾气不足；见五心烦热，舌红少津，遗精盗汗，脉细数者，为肝肾亏虚。

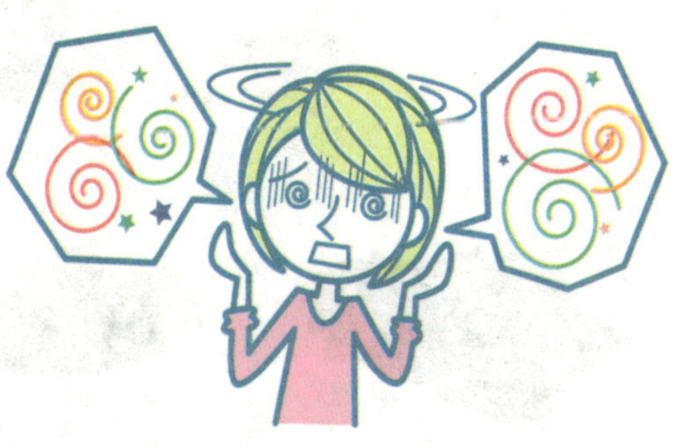

贴敷处方

处方1

组成：雄黄、硫磺各等分（用量一分，以免碰到耳膜）。

用法：将上述药物共研成细末，将药放入耳中，再用棉球塞入耳中。

适应症：耳聋。

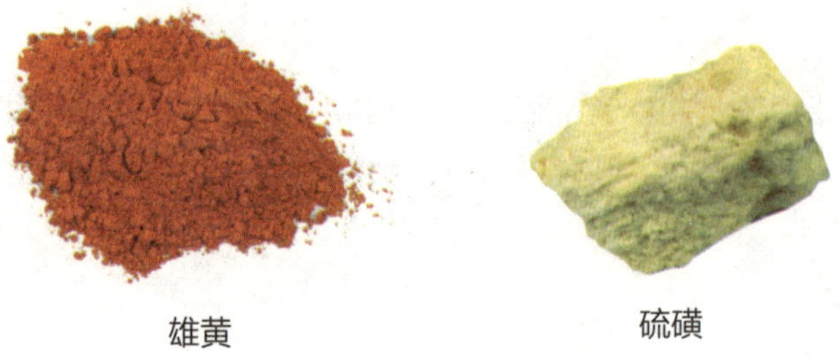

雄黄　　硫磺

处方2

组成：葛根 50 克，沙参、柴胡各 25 克，石菖蒲、香附各 12 克，黄芩 10 克，甘草 8 克。

用法：将上述药物以水煎服，每日 1 剂，10 天为 1 个疗程。药渣用布包后蒸热捂患耳，每次半小时。

适应症：耳鸣。

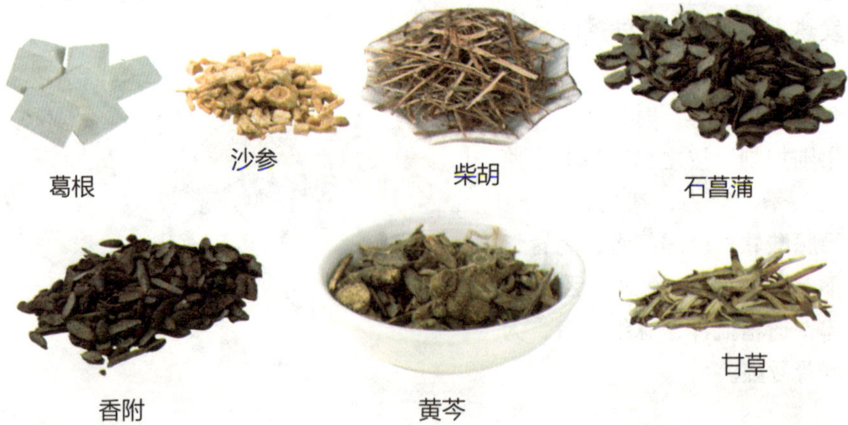

葛根　沙参　柴胡　石菖蒲

香附　黄芩　甘草

处方3

组成： 巴豆（去油）、苍耳子、石菖蒲、远志各等分，麝香、冰片各少许（用量以不要碰到耳膜为宜），葱适量。

用法： 将上药共研成细末，装瓶备用，注意不要泄气。用时取少许药末，葱裹为丸，以棉包裹后塞进耳朵，至耳内觉响声则立即取出。

适应症： 耳聋。

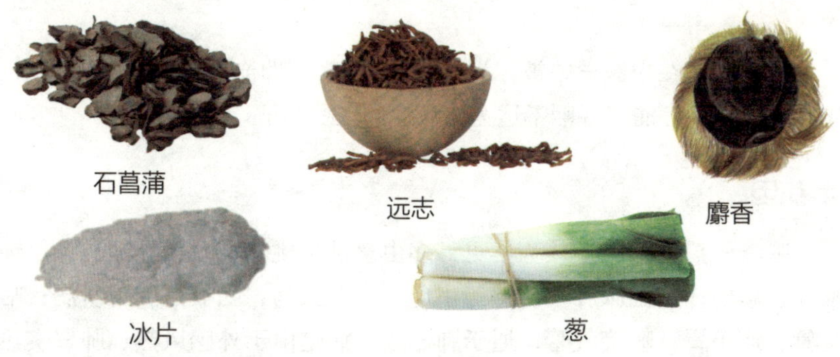

处方4

组成： 大麻子 21 个，地龙 1 条，全蝎 1 只，皂角半个，远志 10 克，磁石 10 克，黄蜡适量。

用法： 以上药物共研成细末，以黄蜡融化后拌匀，待温时搓成条子，塞耳。每日 1 次，直至见效。

适应症： 耳鸣。

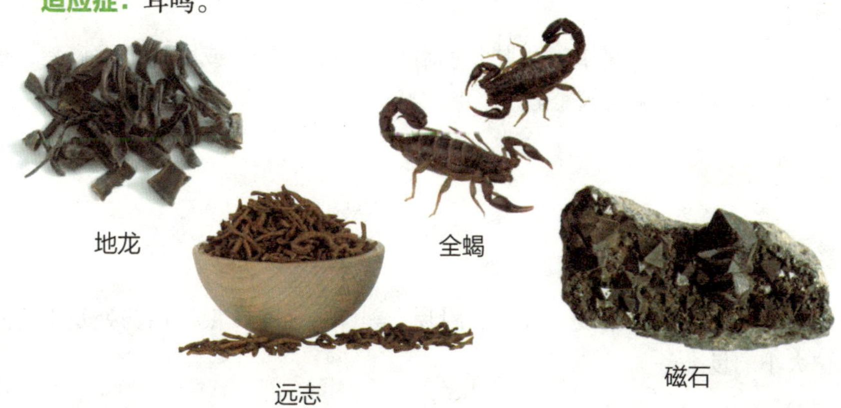

咽喉肿痛

概述

咽喉肿痛在中医学中被称为“喉痹”，它以咽喉部病变为主要症状，其中咽喉部红肿疼痛、吞咽不适为该病症的主要特征。

病因

咽喉肿痛在临床上较为常见，多由急性扁桃体炎、急性咽炎和单纯性喉炎、扁桃体周围脓肿及流感等引起。中医认为，咽喉是脾胃所属；咽接食管，通于胃；喉接气管，通于肺。故本症是由于外感风热、肺胃实热等产生的热证而引起的。

临床症状

外感风热：症见咽喉赤肿疼痛，吞咽困难，咳嗽，伴随有寒热头痛，脉浮数。

肺胃实热：症见咽喉肿痛，咽干，口渴，舌红，苔黄，便秘，尿黄，脉洪大。

肾阴不足：症见咽喉稍肿，色暗红，疼痛较轻，或吞咽时觉痛楚，微有热象，入夜则见症较重。

贴敷处方

处方1

组成：甘草、半夏、桂枝、附片、姜汁各适量（根据用药处及用药穴位大小酌量准备）。

用法： 将上述前3味药共碾成细末，加入姜汁调成膏状。用时将药膏分别敷在脐内及廉泉穴，另外将附片贴在足心涌泉穴，外以纱布覆盖，胶布固定，每2天换1次药。

适应症： 咽痛。

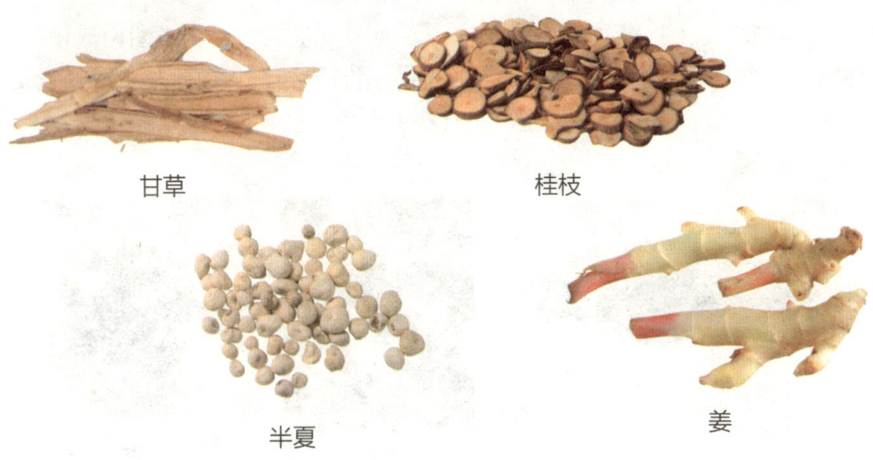

甘草　桂枝　半夏　姜

处方2

组成： 细辛、生附子、生吴茱萸各15克，大黄6克。

用法： 以上药共研成细末，用米醋调成药糊备用。取适量药糊，敷在双足心涌泉穴上，以纱布包扎固定，每日换1次药。

适应症： 咽喉肿痛。

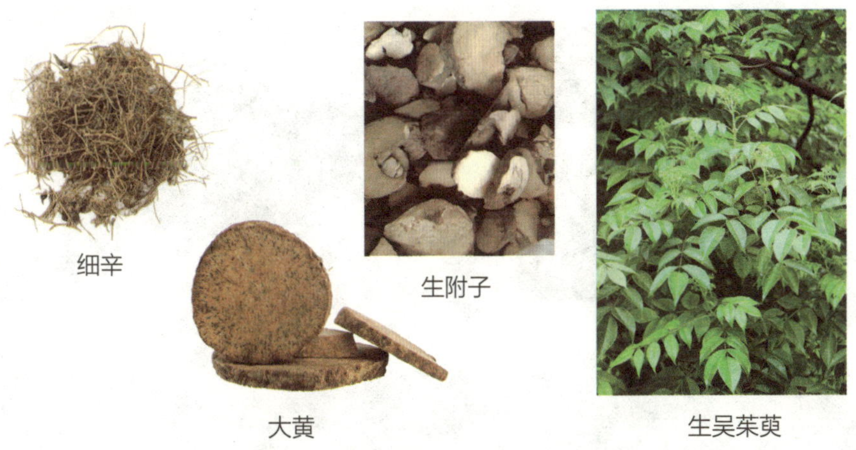

细辛　生附子　大黄　生吴茱萸

处方3

组成： 吴茱萸 30 克，生附子 6 克，麝香 0.3 克。

用法： 将上述药物共研成细末，以面粉少量混匀，用米醋调成糊状，做成 2 个药饼，另外加麝香 0.3 克备用。用时取药饼，微蒸热，贴在双足心涌泉穴上，以纱布包扎固定。每日换 1 次药，直至痊愈。

适应症： 咽喉肿痛。

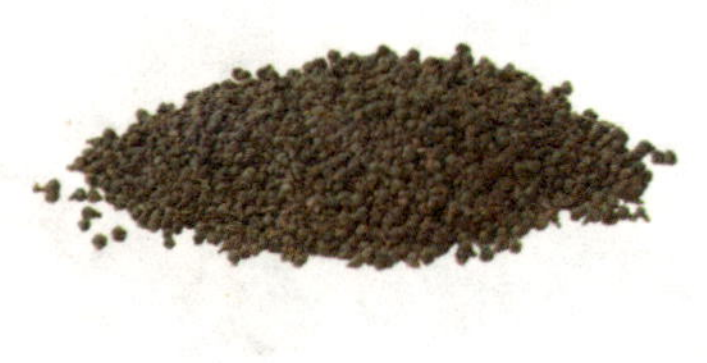
吴茱萸

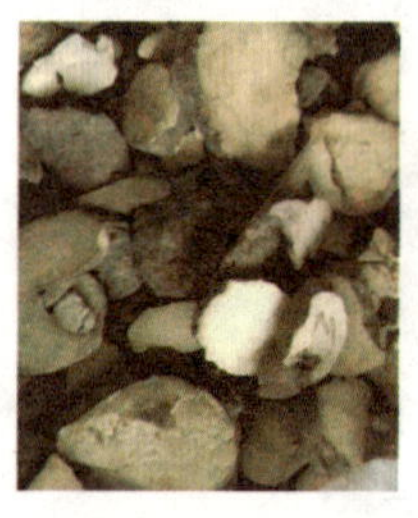
生附子

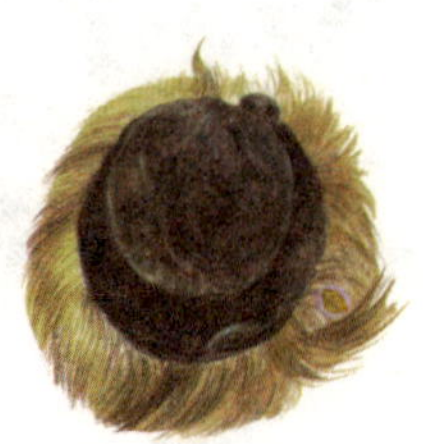
麝香

处方4

组成： 生附子 1 克，补骨脂 15 克。

用法： 以上药共研成细末，用清水调成糊状备用。取适量药膏，外敷在双足心涌泉穴，以纱布包扎固定。每日换 1 次药。

适应症： 咽喉肿痛。

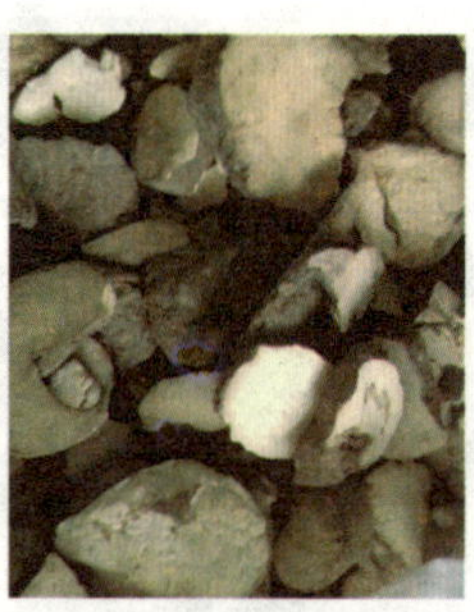
生附子

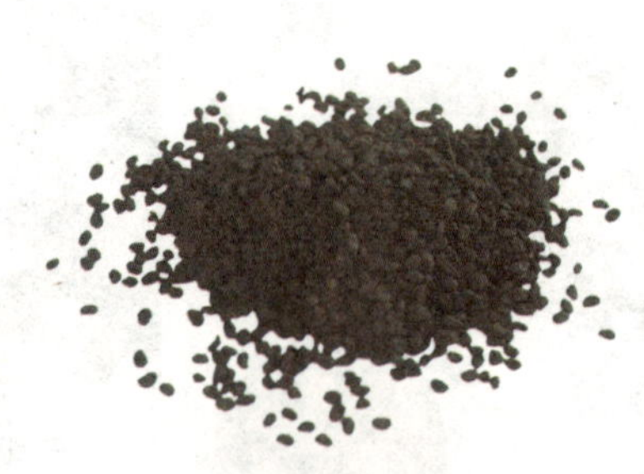
补骨脂

慢性咽炎

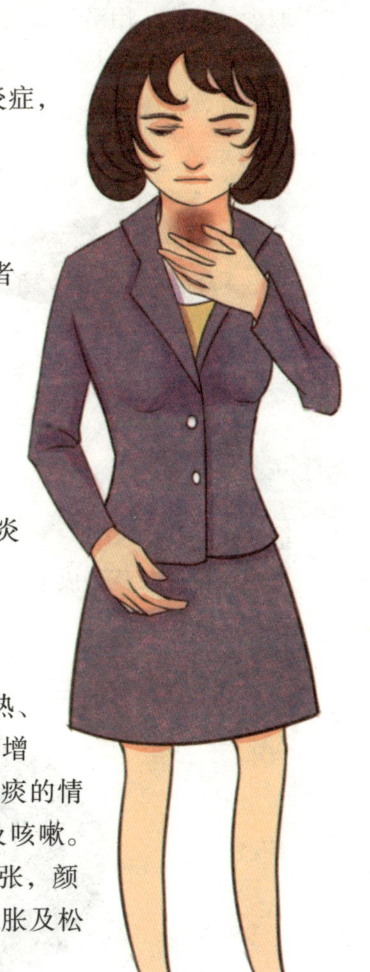

概述

慢性咽炎是发生于咽黏膜部位的慢性炎症，属于较为常见的病症。

病因

慢性咽炎大多因急性咽炎反复发作或者治疗不够彻底，以及受邻近器官病灶刺激，如扁桃体炎、鼻窦炎、鼻咽炎、气管炎等而引起的。烟酒过度，长期吸入有害气体和粉尘也是慢性咽炎的常见病因。本病大多发生于上呼吸道，并且与某些全身性病症（例如糖尿病、心脏病、肝硬化、贫血、肾炎等）引起的局部末梢循环障碍有关。

临床症状

发作时，咽部会产生如异物感、灼热、疼痛、干燥等不适感，咽部分泌物增多，增稠，因此患者经常有清嗓子、吐出白色黏痰的情况，严重者还会引起刺激性恶心、呕吐及咳嗽。咽部的检查症状为黏膜弥漫充血，血管扩张，颜色暗红，附有少量黏稠分泌物，悬雍垂肿胀及松弛延长。

贴敷处方

处方1

组成：黄连、白矾、牙皂各5克。

用法：首先将牙皂去皮弦，放在新瓦上焙干，存性，之后和黄连、白矾共研成细末。用时取少量吹咽部，吹入后垂头，流去痰涎，每日3次。或者取少量药末，用温开水调药漱口，仰头呵气，使药液在嗓内打泡，连着漱口数次，然后垂头流出痰涎，每日3次，数次即愈。

适应症：慢性咽炎。

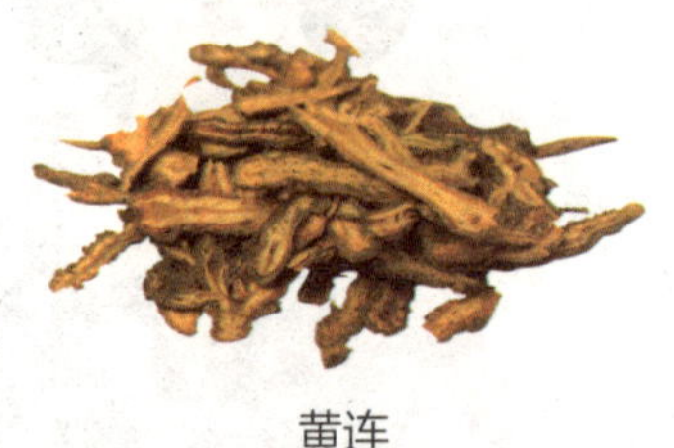

黄连

白矾

处方2

组成：吴茱萸60克。

用法：将吴茱萸研成末状，分为4份。每次取1份，用盐水调敷在双足涌泉穴，每日1次。

适应症：慢性咽炎。

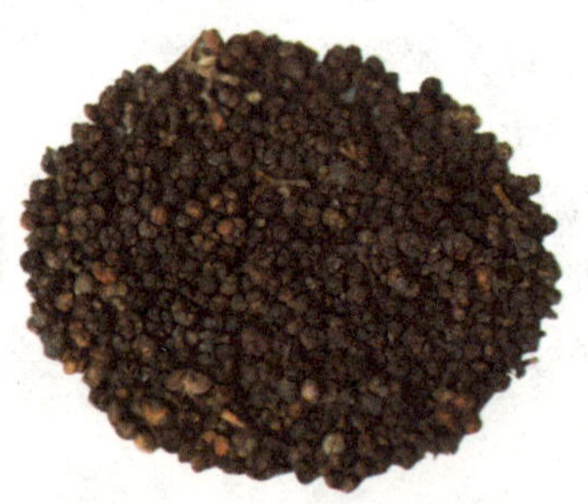

吴茱萸

处方3

组成： 苦瓜霜30克，黄连、薄荷各10克，煅硼砂、明矾、冰片各5克，芒硝、青黛各15克，僵蚕20克。

用法： 上述药物煎汁制成喷雾，喷在咽喉部，每次用100毫克，1日3次。

适应症： 慢性咽炎。

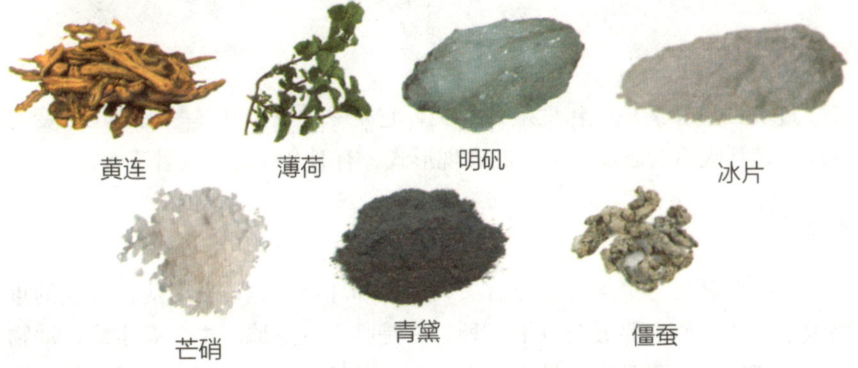

处方4

组成： 大青叶、生地黄、银花、连翘各30克，贝母、玄参、麦冬各20克，牛蒡子、丹皮各15克，甘草10克。

用法： 将上药加水1000毫升，煎至200毫升，以雾化器将药液雾化，喷在咽喉，每次20分钟，每日2次。

适应症： 慢性咽炎、扁桃体炎。

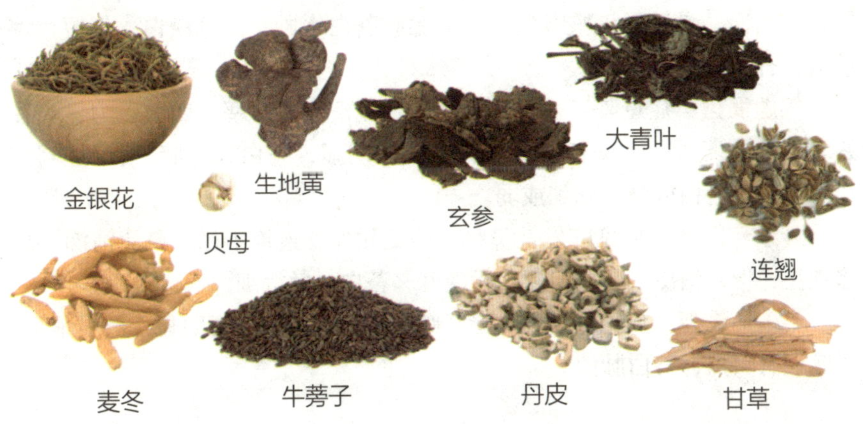

过敏性鼻炎

● 概述

过敏性鼻炎又被称作变应性鼻炎，它是一种发生在鼻黏膜部位的变态反应，是呼吸道变态反应常见的表现形式，有时会伴随支气管哮喘。

● 病因

变应性鼻炎与接触变应原有关，遗传和环境也是诱发变应性鼻炎的重要因素。变应原主要分为以下三种：一是吸入变应原，主要有尘螨、动物皮毛、花粉、真菌等；二是食入变应原，包括牛奶、鸡蛋、肉类、鱼虾及其他海味和某些药物等；三是直接接触变应原，包括化妆品、肥皂、油漆等。遗传因素导致的变应性鼻炎患者常伴随明显的家族史。环境因素则主要是指机动车尾气和大气污染成分，如臭氧、氮氧化物、甲醛、甲苯等。

● 临床症状

气虚寒型：症见阵发性鼻痒，喷嚏，流清涕，早晚易发，遇风（寒）即作，怕冷，易感冒，咳嗽痰稀，鼻黏膜苍白水肿，面色淡白，气短，舌质淡，苔白，脉细。

气虚弱型：症见阵发性鼻痒，喷嚏、流清涕、鼻塞，四肢乏力，头昏头重，饮食不香，大便偏稀，鼻黏膜肿胀明显，苍白或灰暗，舌质淡胖，边有齿印，苔白或腻，脉细或弱。

肾阳亏虚型：症见阵发性鼻痒、喷嚏频作、连连不已，鼻流清涕，量多如注，形寒怕冷，腰酸腿软，舌淡胖，苔白，脉沉细。

气虚血瘀型：症见阵发性鼻痒，喷嚏、流清涕、鼻塞明显、鼻甲紫暗，舌暗红有瘀点，苔白脉涩。

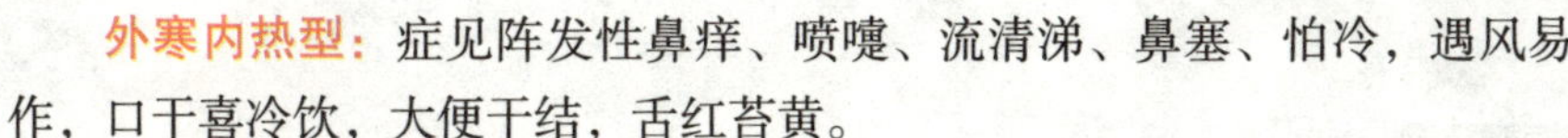

外寒内热型：症见阵发性鼻痒、喷嚏、流清涕、鼻塞、怕冷，遇风易作，口干喜冷饮，大便干结，舌红苔黄。

贴敷处方

处方1

组成：白芷、辛夷、苍耳子、丝瓜藤各100克，薄荷60克，绿矾50克。

用法：将上药研成细粉，过120目筛，把细粉装进胶囊内备用。用时将药末吸入鼻腔，每日3次，每次0.1克，10天为1个疗程，每隔3~5天再进行第2个疗程治疗。

适应症：过敏性鼻炎。

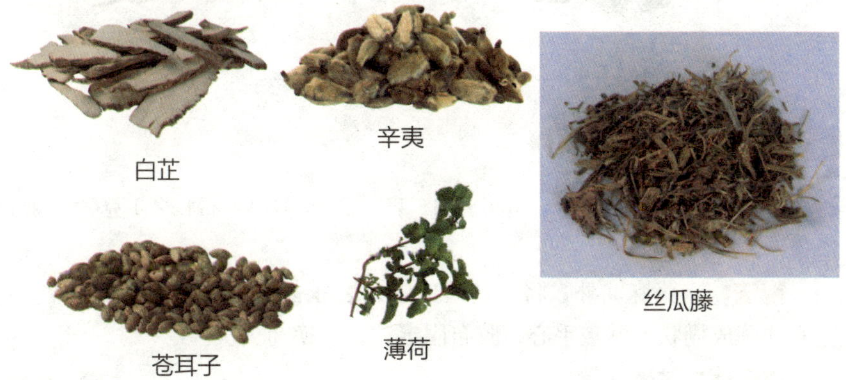

白芷　辛夷　丝瓜藤　苍耳子　薄荷

处方2

组成：半夏100克，花椒50克。

用法：以上2味药加适量水煎成浓汁30毫升，贮瓶备用。每日早中晚以消毒棉签蘸取药汁适量，均匀涂抹在鼻腔中，20天为1个疗程。

适应症：鼻炎。

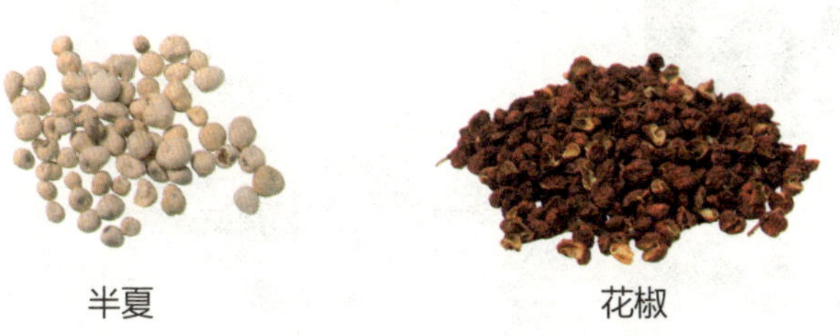

半夏　花椒

处方3

组成：石菖蒲、皂角刺各等分（根据病情酌量准备）。

用法：将上述药物共研成细末，装瓶备用。每用药少许，以药棉薄裹成球状，塞进患侧鼻孔中。每日 3 次。

适应症：过敏性鼻炎。

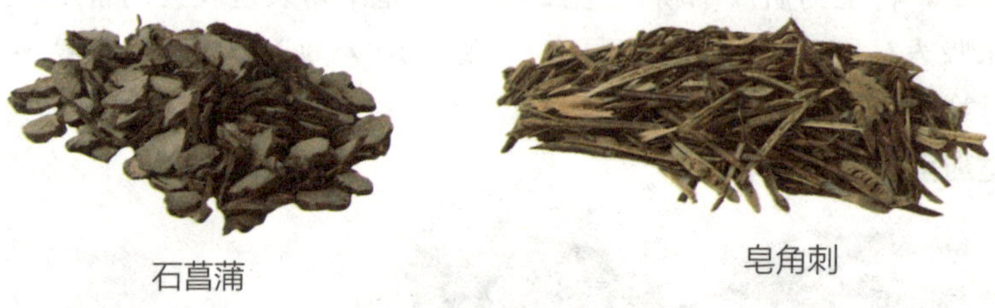

石菖蒲　　皂角刺

处方4

组成：生附子 20 克，川贝母 15 克，丁香 10 克，冰片 4 克，蓖麻油适量。

用法：除蓖麻油外，将上药研成末，装瓶备用。用时取药粉 5 克，加蓖麻油调成糊状，贴敷手心，胶布固定。每天换药 1 次。

适应症：过敏性鼻炎。

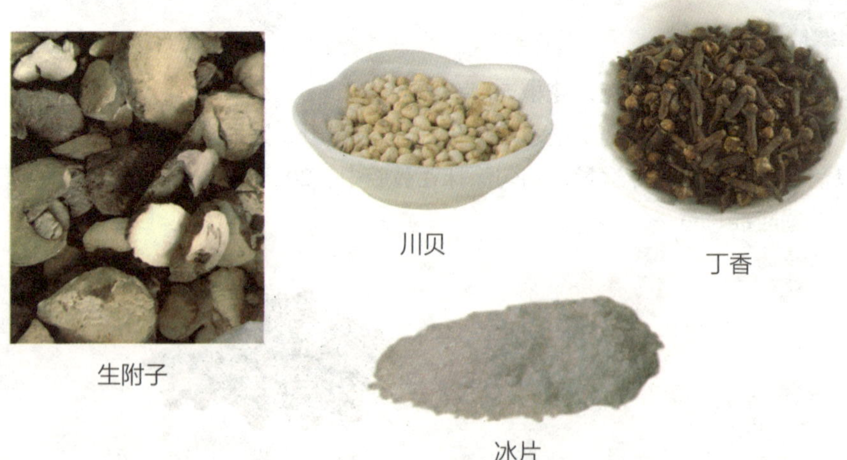

生附子　　川贝　　丁香　　冰片

牙痛

概述

牙痛是口腔疾患中较为常见的症状，是指牙齿因为各种原因而产生的疼痛。

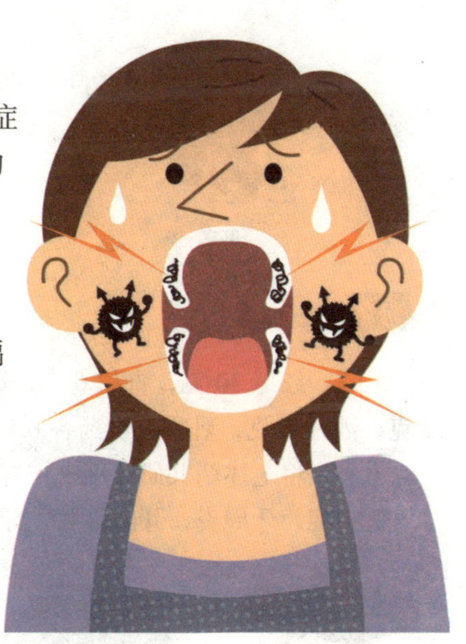

病因

牙痛大多由牙龈炎、牙周炎、龋齿、折裂牙等原因导致牙髓感染而引起。常见的病因有急性牙髓炎、急性根尖周围炎、急性牙周炎、牙周脓肿，牙体过敏症等，如果平时不注意口腔卫生或刷牙习惯不正确，缺乏维生素等也可造成牙痛。

临床症状

寒热错杂型：症见齿龈疼痛，得寒得热而牙痛程度无增减。

胃火型：牙龈红肿而痛，口唇红，舌质红紫，苔黄或白厚，喜冷食，脉数。

风邪型：不畏冷热而齿龈痒痛，甚或难忍，舌红苔白或微黄，脉浮或数。

肾虚型：自觉牙齿松动或觉增长而痛，或麻木无感，小便清长或微黄，脉细或数。

龋齿型：初期无症状，仅表现为牙齿组织变白，继而逐渐变成黄褐色。

贴敷处方

处方1

组成： 细辛、延胡索各等量（根据患处面积大小酌量增减）。

用法： 将上药共研成细末，以醋调成糊，敷在牙痛处。

适应症： 牙痛属风寒证。

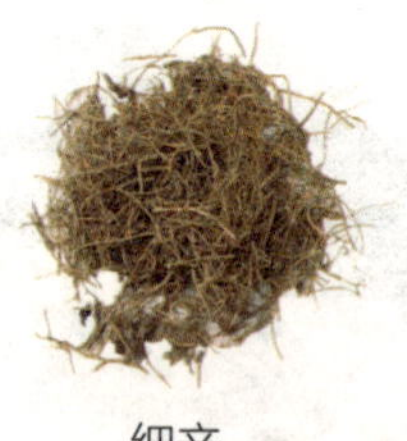

细辛

延胡索

处方2

组成： 红枣 30 克，青黛 6 克，黄柏、黄连、甘草、白矾各 3 克，硼砂 12 克，冰片 5 克，乳香、没药各 0.5 克。

用法： 将上述药共研成细末，混匀，取少量放于患处，每日 2 次。

适应症： 牙周炎，牙龈红肿，牙齿松动。

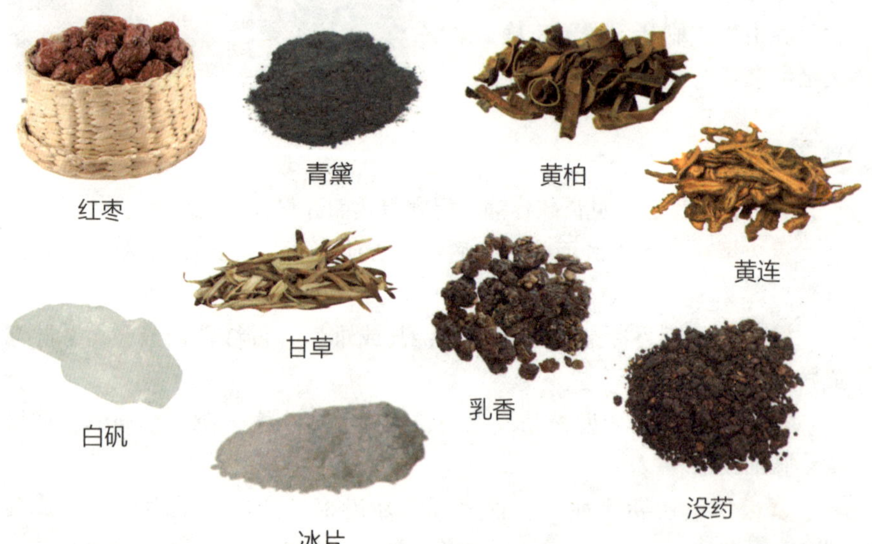

红枣　青黛　黄柏　黄连　甘草　乳香　白矾　没药　冰片